U0256127

健康产业
新展望

王瑞_著

中信出版集团｜北京

图书在版编目（CIP）数据

健康产业新展望 / 王瑞著 . -- 北京 : 中信出版社，

2021.6

ISBN 978-7-5217-3099-9

Ⅰ . ①健… Ⅱ . ①王… Ⅲ . ①医疗保健事业—产业发

展—研究—中国 Ⅳ . ①R199.2

中国版本图书馆 CIP 数据核字（2021）第 079329 号

健康产业新展望

著　　者：王瑞

出版发行：中信出版集团股份有限公司

　　　　　（北京市朝阳区惠新东街甲 4 号富盛大厦 2 座　邮编　100029）

承 印 者：三河市科茂嘉荣印务有限公司

开　　本：787 mm×1092mm　1/16　　印　张：19.25　　字　数：200 千字

版　　次：2021 年 6 月第 1 版　　印　次：2021 年 6 月第 1 次印刷

书　　号：ISBN 978-7-5217-3099-9

定　　价：68.00 元

献给在平凡岗位上为健康事业默默奉献的人们

本书所有稿费将全部捐赠给
北京爱的分贝公益基金会（听力障碍儿童救助项目），
在此感谢您的支持！

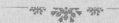

目　录

形势篇

一、经济发展进入新阶段

二、科技创新引领新变革

政策篇

医疗篇

健康篇

器械篇

序 一

党和国家高度重视人民的健康问题。一系列顶层设计文件的出台和政策的实施，为我国"十四五"时期的国民健康和医疗卫生改革构建了制度框架。然而目前，我国国民健康和医疗卫生领域仍然存在若干突出问题，如卫生费用增长较快、居民整体健康水平堪忧、大健康产业发展不平衡等，因此亟须加快推进"健康中国战略"执行力度，重塑医疗健康产业未来。

从个人健康角度看，做好国民健康预防工作任重道远，构建中国特色健康体制十分重要，要用健康新理念和先进装备系统，构建主动健康的新型国民健康保障体系。具体建议实施"两步走"，促进"以治疗为主"向"以预防为主"转变。

目前我国"以治疗为主"的健康格局涉及诸多利益，直接从"以治疗为主"转向"以预防为主"难度极大。因此，建议采取"两步走"策略：第一步，从"以治疗为主"逐渐转向"预防、医疗并重"；第二步，从"预防、医疗并重"转向"以预防为主、健康管理为先"。做好健康预防工作，必须做到实时采集亚健康和慢性病的状况数据，开展健康大数据评估，亚健康和慢性病调理、康复，做到早发现、早评估、早治疗、早康复，争取不生病、少生病，预防和控制慢性病的发生和发展，从而实现健康工作重心的前移。健康预防工作必须促进健康大数据、人工智能、生物工程以及功能医学等蓬勃发展，从而推动健康预防的未来。通过健康预防增量改革的方式，有利于顺利开展制度变革，全面提升人民健康水平。

从企业健康角度看，我和本书作者有过深入交流，正如我们在市场上看到的，健康产业已不再是独立发展的产业，它与各大产业优势互补、跨界融合的步伐正在不断加快，与健康相关的智慧跨界新产业也在迅速崛起。然而，对于从事大健康事业或者准备布局这一行业的企业管理者来说，能不能创新发展，能不能跨界合作实现弯道超车，都是极为重要的。

未来十年是属于大健康产业及相关联的医疗产业的黄金十年。阿里巴巴、腾讯、华为、小米、联想、万达等优秀企业，以及掌握健康技术的高新技术企业在产业连接、跨界合作上都进行了长远布局。那么，身处或正在布局医疗大健康产业的企业如何把握风口、塑造企业生态格局？如何在大健康产业生态链中深度交融？这是业界领袖们需要面对的机遇与挑战，也是大健康行业发展的大势所趋。为了同关注大健康产业跨界融合、肩负企业责任与国家使命的业界领袖们一道，更好地服务中国健康产业快速、健康发展，《健康产业新展望》一书应时出版，通过对健康行业进行系统梳理，搭建精准信息平台，助力企业深度挖掘核心价值，分享大健康产业的巨大红利。

　　"健康中国"行动正稳步推进，希望广大读者能从本书中有所收获，亦期待能够加入其中，为个人健康、企业健康和社会健康做有益之事。

郑燕康，清华大学前副校长

序 二

21 世纪 20 年代伊始，医疗健康已成为全球最为关注的问题。新型冠状病毒大流行对全球医疗系统提出了挑战。一方面揭露了那些大量消耗财政资源的医疗保健系统的重大缺陷，另一方面强调了解决新兴经济中弱势群体面临的医疗资源不平等问题的道德必要性，同时也看到了人们为预防疾病和抵御死亡所做的努力。很多专业人士和政务人士都已经意识到，过去 60 年的医疗模式已无法满足 21 世纪的新需求。在未来一年，医疗健康创新发展已经成为未来人类的全球使命。

"健康中国"行动的提出有可能为全球提供参照标准。依托信息化和人工智能技术，中国的医疗健康产业发展将和基础设施建设一样取得辉煌的成就。全面健康管理可以有效防止非传染性疾病。基层医疗将有效融入全面的公共卫生体系。医疗队伍将被重新安排，以同时满足农村和城市人口的需求，并且最大力度地运用新技术对其进行培训。人口老龄化的问题一定能通过人性化的方式解决。妇女儿童健康的保护、癌症及心血管疾病的预防需要富有创造力和想象力的策略。只有当医护人员和患者结集智慧和担当，共同推进医疗改革时，"健康中国"才能成功。

《健康产业新展望》一书全面且详尽地介绍了中国医疗健康产业的发展现状和未来趋势。强调了当前医疗健康产业颠覆性的变化，这对重塑全球医疗健康标准是必要的。同时这本书还展望了 21 世纪 30 年代至 40 年代所需的变革。我希望你们能够和我一样参与到这些改变中。

吉尔伯特·H. 马奇，哈佛大学医学院荣誉教授

序 三

我与这本书的作者有过多次交流，尤其是在关于医疗健康的话题讨论中，大家总是意犹未尽。恰逢《健康产业新展望》一书即将出版，我欣然为这本书作序。

当今世界，人工智能、医疗机器人、3D 打印、智慧可穿戴设备等新兴技术不断发展，健康产业的全新要素市场已悄然形成，健康产业已不再只是医生和患者的关系，而是从主动和被动两个层面分别向前、向后衍生，内涵和外延得到丰富，并形成庞大的产业集群。2019 年 4 月 9 日，中国国家统计局发布《健康产业统计分类（2019）》，为健康产业划出了清晰边界。

健康产业是指以医疗卫生和生物技术、生命科学为基础，以维护、改善和促进人民群众健康为目的，为社会公众提供与健康直接或密切相关的产品（货物和服务）的生产活动集合。该定义将健康产业的范围确定为医疗卫生服务，健康事务、健康环境管理与科研技术服务，健康人才教育与健康知识普及，健康促进服务，健康保障与金融服务，智慧健康技术服务，药品及其他健康产品流通服务，其他与健康相关服务，医药制造，医疗仪器设备及器械制造，健康用品、器材与智能设备制造，医疗卫生机构设施建设，中药材种植、养殖和采集 13 个大类，1 000 多个小类。同时对健康产业新业态进行了细致划分，如"互联网＋健康服务平台"指专门为居民健康生活服务提供第三方服务平台的互联网活动，包括互联网健康服务和产品销售平台、互联网健康旅游出行服务平台等；健康大数据与云计算服务指健康数据处理与存储、大数据处理、云存储、云计算、云加工等服务；物联网健康技术服务指面向健康行业所开展的物联网咨询、设计、建设、维护、管理等服务。

《健康产业新展望》做了一个很好的尝试。该书在"健康中国"战略实施的背景下，从新时期健康产业"重塑"的概念出发，引用了大量科学数据和文献，借鉴了大量的前沿知识，用通俗易懂的观点阐明了这一深奥的行业，并从市场角度透析了医疗健康产业的本质。从现象到本质，从科普到认知，读者不仅可以从中掌握大量有意义的信息，同时还可以从观念和认知上提升自我。该书对中国医疗健康产业近一段时期的发展状况进行了梳理和总结，但又不是简单地复盘，而是追溯其内涵，客观反映了当前健康产业发展所面临的问题和短板，并提出了很多中肯的意见与建议，不仅透彻，而且易懂。

毫无疑问，医疗健康产业在朝着越来越深入的方向发展，但是它永远不会背离"以人为本""为人的健康和生命服务"的基本宗旨，这本书的初衷亦是如此，把医疗健康产业的知识普及给大众，增加大众对于健康和生命的理解与思考，这也是作者践行"健康中国"的具体举措。同时我相信，这对于中俄健康产业合作发展抑或是全世界卫生健康事业发展也有很好的借鉴作用。

薛杨，俄罗斯自然科学院（生物医学学部）外籍院士

前　言

纵观人类发展史，除了社会荣枯、人口迁徙、文明兴衰、政治变革、科技革命等，还有一条主线贯穿始终，即人类与疾病抗争的历程，可谓"路漫漫其修远兮，吾将上下而求索"。

一方面，人类诞生于自然，回归于自然，客观上长期被动接受自然界瘟疫等疾病的挑战。如：公元前430—前427年，席卷雅典的瘟疫造成当地25%的人口死亡；165—191年安东尼瘟疫在罗马肆虐，1 500余万人陆续死亡；541—542年，地中海国家暴发查士丁尼瘟疫（第一次大规模鼠疫），一天之内有上万人死亡；1347—1353年，黑死病流行，夺走了2 500万欧洲人的性命；1556—1560年，欧洲暴发流感，死亡人数超过2 000万；19世纪至20世纪，暴发了7次霍乱大流行，夺走了数百万人的性命；等等。

另一方面，人类发展于自然，创造于自然，主观上长期积极探索应对疾病的策略与方法。1540年，德国人瓦莱里乌斯·科杜斯蒸馏分离出乙醚，促进了医学麻醉和外科学的发展；18世纪，英国人爱德华·詹纳发现牛痘，为治疗天花发挥了重要作用；19

世纪初，德国人泽尔蒂纳从罂粟中分离出纯吗啡，为解决疼痛和生理折磨问题提供了路径；1816 年，法国人雷奈克发明了听诊器，开启了现代医疗器械在疾病诊疗中的应用；20 世纪初，英国人亚历山大·弗莱明发现了青霉素，极大地增强了人类抵抗细菌性感染的能力；1922 年，加拿大人弗雷德里克·班廷发现了胰岛素，挽救了无数糖尿病患者的生命……

伴随着与疾病抗争的历程，人类开始寻求健康的真谛，并逐步深化对健康的理解，从"一无"（无病则健康）、"二有"（有力有气则健康）的粗浅认识，到"三维"（心理、躯体、社会适应的完美状态）、"四维"（生理、心理、社会适应和道德品质的良好状态）的科学判断，再到"七维"（生理维度、情绪维度、社会维度、智力维度、精神维度、职业维度、环境维度）的系统总结，推动了人类健康事业的发展。

"源远者流长，根深者叶茂"，中国作为世界四大文明发源地之一，在数千年漫长的历史进程中，对于生命的呵护和健康的追求也形成了独具特色的理论框架和实践成果。从思维角度，形成了"天人合一"整体观与"阴阳五行"辩证论；从观念角度，树立了"上医治未病，中医治欲病，下医治已病"和"未病先防、既病防变"的认知；从知识角度，沉淀了《黄帝内经》《难经》《金匮要略》《伤寒杂病论》《神农本草经》《千金方》《四部医典》《本草纲目》等数十部医学经典；从应用角度，创造了非药物内服以针刺艾灸防治疾病的方法，开创了"望、闻、问、切"的四诊合参之法，发明了麻沸散用于全身麻醉法行外科手术；等等。这些都是中华民族文明之大精髓、大智慧，在护佑人民安康中发挥了重要作用，也为人类健康事业发展留下了宝贵财富。联合国教科文组织分别于 2010 年、2018 年将"中医针灸"和"藏医药浴法"列入人类非物质文化遗产代表作名录，2011 年将《黄帝内经》与《本草纲目》列入《世界记忆名录》。

随着时代的发展，特别是新中国成立以来，中国共产党带领全国各族人民推动健康事业在传承中创新、在创新中发展，大致分为四个阶段。一是新中国成立初期阶段，制定实施"面向工农兵、预防为主、团结中西医、卫生工作与群众运动相结合"的工作方针，广泛开展群众性爱国卫生运动，普及初级卫生保健，人民健康状况得到很大改善，医疗技术取得重大突破，首次分离了沙眼衣原体，进行了世界第一例断肢再植手术，成功研制出抗疟疾新药青蒿素等。二是改革开放阶段，明确了"以农村为重点，预防为主，中西医并重，依靠科技与教育，动员全社会参与，为人民健康服务，为社会主义现代化建设服务"的工作方针，开始建立保障职工基本医疗需求的社会医疗保险制度，提出建立适应社会主义市场经济要求的城镇医药卫生体制，并深化农村卫生体制机制改革，将卫生投入重点向农村倾斜，满足农民群众不同层次的医疗卫生需求。三是新医改阶段，2009 年印发《中共中央 国务院关于深化医药卫生体制改革的意见》，确立把基本医疗卫生制度作为公共产品向全民提供的核心理念，进一步明确了公共医疗卫生的公益性质，提出建立公共卫生服务、医疗服务、医疗保障、药品供应保障"四大体系"和完善医药卫生管理、运行、投入、价格、监管体制机制、科技与人才建设、信息建设、法制建设"八项支撑"，有效推动了医疗、医保、医药改革联动。四是新时代阶段，党的十八大以来，加快推进公立医院综合改革，推进药品和医疗服务价格改革，全面实施城乡居民大病保险，积极建设分级诊疗制度，优化完善药品生产流通使用政策。党的十九大将实施"健康中国战略"提升到国家整体战略层面统筹谋划，出台了《"健康中国2030"规划纲要》，颁布了《中华人民共和国基本医疗卫生与健康促进法》，全面推进"健康中国"建设。

"健康中国"内含"以民为本、生命至上"的理念，把健康摆在优先发展的战略地位，将健康理念融入公共政策制定与实施的全过程，突出解决好妇女儿童、老年人、残疾人、低收入者等重点人群的健康问题，把严重危害人民群众健康的主要疾病作为主攻方向，全面开展心脑血管疾病、癌症、慢性呼吸系统疾病、糖尿病、传染病及地方病防控行动，深刻体现了中国共产党全心全意为人民服务的宗旨。

"健康中国"内含"共建共享、全民健康"的主题，坚持政府主导与调动社会、个人的积极性相结合，着力完善覆盖全民的健身公共服务体系、公共卫生服务体系、医疗卫生服务体系、医疗保障体系、药品供应保障体系、公共安全体系、医学科技创新体系、健康信息化服务体系等，努力打造"人人参与、人人尽力、人人享有"的多层次、多元化的健康社会共治格局，深刻体现了社会主义制度公平正义、共同富裕的内在要求。

　　"健康中国"内含"同舟共济、休戚与共"的思想，全方位推进人口健康领域的国际合作，把卫生事业纳入大国外交议程，主动参与全球卫生治理，在相关国际标准、规范、指南等的研究、谈判与制定进程中发挥积极作用，在"一带一路"倡议下创建"健康丝绸之路"，在"人类命运共同体"倡导下创建"人类卫生健康共同体"，共同护佑人民生命安全、健康以及人类的地球家园，深刻体现了中国维护世界和平与发展，推动全球共同繁荣的责任与担当。

　　2021 年是中国共产党成立 100 周年，全面建成小康社会取得了伟大的历史性成就，站在"两个一百年"历史交汇点，中国迎来了全面建设社会主义现代化国家的新征程。"健康中国"战略的宏伟蓝图已绘制，扬帆起航正当时。那么，如何把握新征程中的新变化，特别是健康产业面临的社会环境、政策要求、市场走向、发展趋势，如何落实新征程中的新要求，特别是健康产业发展的工作思路、标准要求、具体举措、实施路径等，成为行业研究的重点方向和主要课题。

　　本书采取文献查阅、问卷调查、专家访谈、统计分析、实地走访等方式，以"健康产业"为主题，以"重塑"为主线，围绕三个方面展开研究：一是为什么重塑健康产业，重点分析新时期社会的新变化、新矛盾对健康产业的深刻影响；二是谁在重塑健康产业，重点阐述政府与市场的双重作用下产业业态、结构、模式、主体的转变内容；三是重塑了健康产业哪些领域，重点剖析医疗服务、健康管理、医疗器械、医药生物等。通过研究，希望能够为关心健康产业发展的读者提供一些粗浅的参考。因研究水平、实践经验及编撰时间等的限制，难免存在错误和疏漏之处，恳请广大读者批评指正。

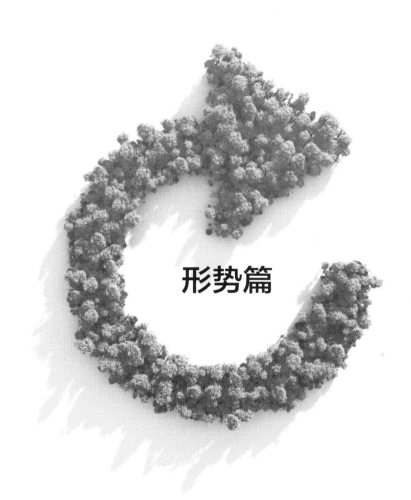

形势篇

当今世界进入动荡变革期，特别是突如其来的新冠肺炎疫情肆虐全球，全球公共卫生面临严重威胁，世界经济陷入深度衰退，人类经历了历史上罕见的多重危机。目前，中国进入发展变革期，特别是"高质量发展"主题的确立，"双循环"格局的构建，加之科技创新、产业调整、人口老龄化、疾病谱变化等因素，中国正处在爬坡过坎、滚石上山的关键时刻。

《形势篇》作为本书的开篇内容，重点阐述新时期健康产业面临的外部环境变化与内部发展诉求，主要包括四部分内容：一是经济发展，关注世界经济、全球疫情、"双循环"格局对健康产业的影响；二是科技创新，关注 5G（第五代移动通信技术）、区块链、人工智能对健康产业的影响；三是产业结构调整，关注第一、第二、第三产业对中医药、食品、保健品、生物医药、医疗器械、医疗信息化、预防保健、医疗服务、养老服务等健康产业细分领域的影响；四是社会要素演化，关注长寿经济、人口红利、慢病管理、健康消费升级、社会主要矛盾转化对健康产业的影响。

本篇的内容有助于读者了解健康产业"为什么会重塑"这一问题。

一、经济发展进入新阶段

（一）全球整体经济处于"扛"，健康产业经济处于"抗"

经济存在规律并有周期伴随。经济学家普遍认为，经济周期分为繁荣、衰退、萧条、复苏四个阶段。IMF（国际货币基金组织）、OECD（经济合作与发展组织）、WB（世界银行）做出同样的判断，即当前全球经济进入第二次世界大战以来最严重的大衰退阶段，呈现"三负"和"三高"的总体特征。"三负"即负增长、负利率、负收益率，"三高"即高债务、高杠杆、高风险。

从图1.1可以看出，近年来世界经济增长率持续下滑。有关统计数据显示，一方面，发达国家经济体全部负增长，发展中国家和新兴经济体只有中国呈正增长；2020年3月，美国实行无限量宽松货币政策后，近50个国家实行了零利率、负利率。伴随着负利率，多个国家国债的收益率也从零利率或者几乎为零的收益率逐渐转为负收益率。另一方面，债台高筑，截至2020年，全球总债务达到 281 万亿美元，达全球 GDP（国内生产总值）的 355%；全球杠杆率接近"二战"时期，美国为 1∶50、日本为 1∶25、欧盟为 1∶30、英国为 1∶50、以色列为 1∶100；公共卫生风险、金融风险、债务风险、粮食风险、"断链"（产业链、供应链、服务链、价值链）风险、战争风险、政治风险等相互交织，成为影响全球经济的重要因素。

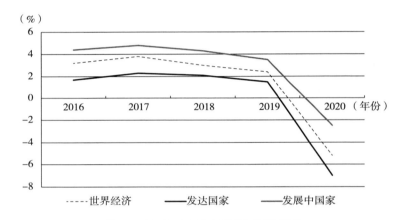

图 1.1　2016—2020 年世界经济增长趋势

资料来源：公开信息整理。

随着世界经济增长停滞和走向收缩，对经济较为敏感的行业下行压力大，而对经济敏感度不高的行业，特别是以防御为导向的行业，如消费品、公用事业、医疗健康等行业，显示出独特的优势。从图 1.2 可以看出，近年来全球医疗健康支出总额持续上升，平均年增长率保持在 6.6% 左右，远远高出经济增长指数，说明健康产业不受经济下行影响，具有很强的"抗周期性"。

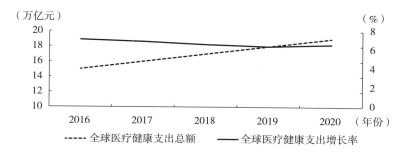

图 1.2　2016—2020 年全球医疗健康支出

资料来源：世界卫生组织。

（二）全球疫情推动健康产业大调整

2019 年年底，新冠肺炎疫情突如其来，WHO（世界卫生组织）网站显示，截至 2020 年 12 月 30 日，疫情波及 220 余个国家和地区，累计确诊病例 8 300 万余人，累计死亡病例 178 万余人，其传播速度之快、感染范围之广、持续时间之长、防控难度之大史无前例。这次疫情既是对全球公共卫生应急能力的一次大考，推动了健康产业的快速发展，又是对全球健康产业链、供应链、服务链、价值链的一次重新调整和优化。

从图 1.3 可以看出，2019 年 12 月—2020 年 4 月，美国、日本、欧元区等世界主要经济体制造业 PMI（采购经理指数）在平稳的基础上，从 50 亿美元的荣枯线大幅下滑至 30 亿美元左右，表明疫情加速了全球经济的衰退。另外，全球健康产业规模持续增加，疫情期间增速放大，表明疫情加速了全球健康产业的发展。同时，Wind（万得）统计数据显示，疫情期间资本市场对医疗健康产业高度关注，2019 年 12 月—2020 年 10 月，美股医疗健康类股票总市值由 4.91 万亿美元增长至 5.33 万亿美元，行业市值占比由 12.16% 增长至 12.46%；港股医疗健康类股票总市值由 1.53 万亿港币增长至 2.55 万亿港币，行业市值占比由 4.01% 增长至 5.90%。

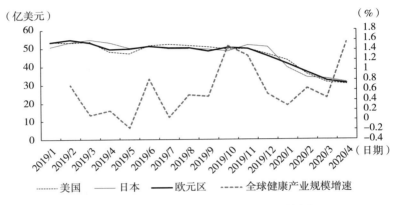

图 1.3 全球医疗健康产业规模增速及主要经济体制造业 PMI

资料来源：世界卫生组织。

大健康产业链是专业化分工从一国到多国不断深化、系统化所形成的全球范围的链状或网状产业集群。长期以来，健康产业作为技术密集型产业，核心技术、知识产权、品牌资源等价值链的上层主要集中在美国、欧洲等西方发达经济体，这些发达经济体健康产业非核心业务外包形成了产业转移，使得以劳动密集型产业为主的发展中国家长期处于价值链的中下层，发挥着原料供应、中低端制造、高端产品市场供给、低端产品生产出口等作用。此次疫情虽然对健康服务类企业造成了致命打击，部分医药、医疗器械行业受到了出口限制的严重影响，但各国加大了对健康产业发展的重视力度，将加速全球健康产业变革及新一轮科技革命，推动产业变革，跨国联合、跨界融合、颠覆性创新的趋势越来越明显，健康产业链、供应链、服务链分工将越来越精准，健康产业新产品、新技术、新业态、新模式将不断涌现，给全球健康产业价值链升级重组带来了重大机遇。

（三）中国"双循环"格局推动健康产业高质量发展

党的十九届五中全会深入分析国际国内形势，准确把握世界大趋势，对"十四五"时期我国发展做出全面规划，提出加快构建以国内大循环为主体、国内国际双循环相互促进的新发展格局。对于健康产业而言，以国内大循环为主体，主要是指健康管理、医疗服务、康复养老、健康保险等服务类产品要符合国情，顺应民情，发挥内需潜力，在有效保障国民生命健康的进程中，实现健康产业稳步发展；国内国际双循环相互促进，主要是指生物医药、高端医疗器械等进出口类产品要构建开放创新、互利共赢的产业发展模式，携手全球合作伙伴，通过技术创新、能力创新、模式创新，具备核心竞争力，更好地争取开放发展中的战略主动，更好地利用国际国内两个市场，实施更大范围、更宽领域、更深层次的对外开放，既从世界汲取发展动力，也让中国发展得更好以惠及世界。

中国目前已经形成了较为成熟的健康产业链条、国内生产消费结构、国际要素交换格局。面对现阶段复杂多变的外部环境，中国着力推进"一带一路"建设，稳步构建"双循环"经济格局，对于健康产业而言，不仅有利于用好国际国内两个市场，更有利于促进健康消费、健康产业投资、健康产品进出口三方面良性循环（见图1.4）。

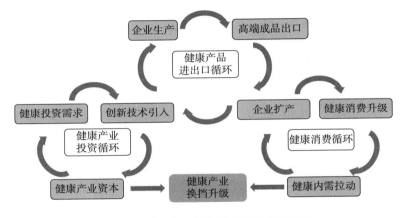

图1.4 健康产业"内循环""双循环"逻辑图

资料来源：公开信息整理。

从宏观上看，一方面，国内医疗健康市场通过内需拉动，促进企业持续扩产，有效服务国内健康消费升级和产品出口；另一方面，针对健康产业投资需求，发挥社会资本产业投资功能，促进产品创新、企业发展、产业升级，提升国际市场竞争力。

从微观上看，在需求层面，除了广大人民群众的基本健康需求外，不同收入、不同年龄、不同职业人员的健康需求呈现多元化、个性化特点，势必促进健康产业产品越来越细化，"小而美""新而特""精而准""廉而优"将成为部分企业未来创新发展的主要方向。在供给层面，传统企业在服务上关注基本、普适型医疗技术应用，在医药上关注原料药、仿制药量的累积，在器械上关注中低端设备制造，这些不仅不能有效拓展国外市场，还会被国内市场的创新产品淘汰。

因此，在"双循环"经济格局下，为了提升健康产业核心竞争力和市场拓展力，医疗服务领域将重点关注核酸、基因、干细胞等前沿技术，生物医药领域将重点关注孤儿药、生物药、靶向药等创新药，医疗器械领域将重点关注质子重离子、医疗机器人、手术微创等先进医疗设备制造，这不仅有利于生产型企业提质增效，也有利于中国健康产业发展换挡升级。

二、科技创新引领新变革

（一）5G "天堑变通途"，推动健康产业凤凰涅槃

5G 是指第五代移动通信技术，是继 4G、3G 和 2G 系统之后的延伸，具有高数据速率、减少延迟、节省能源、降低成本、提高系统容量和大规模设备连接等特点。通俗来讲，5G 就像一条多车道高速公路，为不同型号的车辆提供了快速便捷的行驶路径，而这些不同型号的车辆就是数字，成千上万的车辆就是 "数字经济"。所以说，5G 是 "数字经济" 腾飞的重要载体。根据《全球数字经济新图景（2020 年）》，2019 年全球数字经济平均名义增速为 5.4%，高于同期全球 GDP 名义增速；发展中国家数字经济增速为 7.9%，高于发达国家；中国数字经济增速领跑全球，同比增长 15.6%。在此背景下，5G 的产生、组网和使用又给数字经济带来了更大的想象空间，必然从产业上激发科技进步，从经济上培育转型动能，从社会层面创新生活方式。

1. 5G 在健康产业的应用场景

健康产业是 5G 的一个重要应用领域。从图 1.5 可以看出，主要应用场景包括以下几个方面。

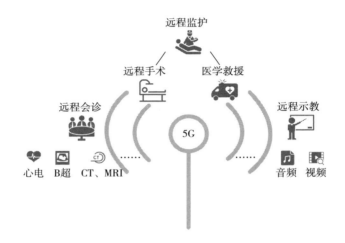

图 1.5　5G 在健康产业的主要应用场景

注：CT 即电子计算机断层扫描，MRI 即磁共振。

资料来源：公开信息整理。

一是远程手术。5G 可建立上下级医院之间的专属通信通道，高效保障远程手术的稳定性、实时性和安全性，让上级医院专家随时随地掌控手术进程和病人情况，实现对下级医院患者跨地域远程精准手术的操控和指导，对降低患者就医成本、助力优质医疗资源下沉具有重要意义。

二是医学救援。5G 在急救人员、救护车、应急指挥中心、医院之间可以构建应急救援网络，在救护车接到患者的第一时间，将病患体征以及病情等大量生命信息数据实时回传到后台指挥中心，帮助院内医生做出正确指导并提前制定抢救方案，实现患者"上车即入院"的愿景。5G 可实时传送救援车辆定位信息，传输救援环境视频画面，传递患者生命体征监测数据，便于远程医学救援方案的拟定和实施，在抢险救灾、急重症院前抢救、患者转运等环境下让医学救援"黄金 10 分钟"的高效、精准、科学救治成为现实。

三是远程监护。5G 可以支持可穿戴监护设备上传患者生命体征信息不延迟，实现实时数据共享功能，支持各种医疗设备在医疗监护过程中对患者生命体征实时、连续和长时间监测，持续上报患者位置和生命体征信息（包括心电、呼吸和血氧等生理信息），并能够将危急报警信息上报给医护人员，一方面有利于远程手术、医学救援的过程支持，另一方面有利于医疗机构住院患者和居家慢病管理患者的全过程管理、全周期服务。

四是远程会诊。5G 可以让传统的远程会诊升级换代，即从常规的音视频交流转变为高清视频 + 电子病历 + 心电图、B 超、CT、核磁等影像资料 +N，从一对一转化为一对多和多对多，支持超高清远程多学科会诊、远程影像诊断、远程病理诊断、远程超声诊断等远程诊断应用，实现 4K/8K 远程超高清会诊以及医学影像、超声、心电等信息的高速传输与共享，并支持电子病历在线融合，有利于提高诊断正确率，让远程会诊更加便捷、更为精准、更加科学、更具价值。

五是远程示教。5G 可以拓展远程示教的范围，从传统的课程录播拓展到线上直播，从传统的理论讲课拓展到医学实操，从传统的小范围听众拓展到无限量用户，从传统的国内传播拓展到国际交流，有助于先进理念、前沿技术、精细操作、经验分享在更短的时间内实现更大范围的推广，有利于提高医务人员整体素质和能力。同时，借助 5G 低时延、大带宽和高连接的特性，在传统视频通信基础上融合图像识别技术与跟踪定位技术，通过多线程连接，可最大限度地提高远程查房指导、教学等环节的效率。

2. 5G 在其他方面的延伸

在以上五大应用场景下，5G 在中医诊疗、医院管理、移动医护、疾病防控、健康管理等方面还可以有效延伸。

关于中医诊疗。5G 支持提供中医药养生保健、医疗、康复、护理等智能服务，采集、存储和管理慢病或老年人体征行为、健康档案、中医养生保健等数据，推动中医特色诊疗服务智能化发展。

关于医院管理。支持构建院内 5G 医疗物联网，将医院海量医疗设备和非医疗类资产有机连接，能够实现医疗设备状态监测、医院资产管理、院内急救调度、医务人员管理、门禁安防等服务，提升医院管理效率和患者就医体验。

关于移动医护。通过 5G 网络可以实现影像数据和体征数据的移动化采集和高速传输，将医生和护士的诊疗护理服务延伸至患者床边，提高护理服务的质量和效率。

关于疾病防控。5G 网络结合全国传染病防控哨点，支持各地传染病监测、筛查、流行病学调查、密切接触者追溯、疫苗配送管理等，可及时掌握和动态分析重点人群疾病发生趋势及传染病疫情信息，提高突发公共卫生事件预警与应急响应能力。

关于健康管理。5G 网络结合医疗健康可穿戴设备、人工智能等技术，针对慢病、孕产妇、老年人、职业病患者、严重精神障碍患者等重点人群，构建居民个人健康画像，开展疾病危险因素监测和健康管理服务。

（二）区块链"惟公则生明"，赋能数字健康产业发展

区块链是指分布式数据存储、点对点传输、共识机制、加密算法等计算机技术的新型应用模式。从本质上讲，它是一个共享数据库，存储于其中的数据或信息具有不可伪造、全程留痕、可以追溯、公开透明、集体维护等特征。根据《区块链蓝皮书：中国区块链发展报告（2020）》，区块链应用领域主要分为两类：一类是数字货币应用的延伸，统称数字资产；一类是在实体经济政务、医疗、金融、农业、供应链等领域的应用。

对医疗健康产业来说，区块链是解决众多行业痛点的有效利器，可以在医疗服务体系（见图 1.6）、医药生产体系（见图 1.7）、保险支付体系、政府决策体系构建过程中提供沃土和养分。

其中，医疗服务体系重在通过区块链实现医疗服务全流程数据共享，对于居民个人而言，主要破解"一人数据、多点储存、相互割据、重复采集、缺乏连贯"的问题；对于医疗机构而言，主要破解"闭关自守、互不来往、信息不通、衔接不畅、服务断档"的问题；对于监管部门而言，主要破解"数据孤岛、烟囱林

立、接口不一、统计烦琐、事后管理"的问题。

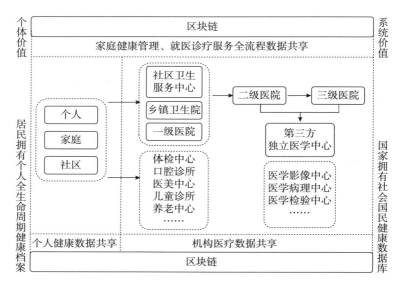

图1.6 区块链在健康产业医疗服务体系的应用

资料来源：公开信息整理。

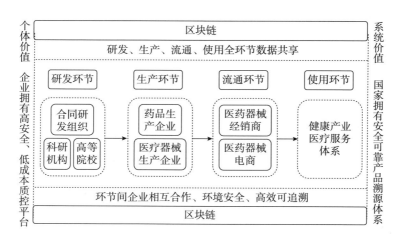

图1.7 区块链在健康产业医药生产体系的应用

资料来源：公开信息整理。

医药生产体系重在通过区块链实现药品、器械等产品在研发、生产、流通、使用环节中的数据留存不可修改，达到全过程质量控制和可追溯。

保险支付体系依托医疗服务体系数据的真实度，可以在保险产品设计、保险功能创新、保险精准销售、保险科学理赔等方面利用区块链发挥重要作用。

政府决策体系能够在建立医疗服务体系、医药生产体系、保险支付体系的基础上，利用各区块链上数据的真实、公开、共享、透明、海量、低成本等特征，通过大数据统计分析，提高决策的客观性、可行性和科学性。

（三）AI"润物细无声"，促进健康产业融合是大势所趋

AI（人工智能）是指研究开发能够模拟、延伸和扩展人类智能的理论、方法、技术及应用系统的一门新的技术科学。简单地讲就是提升智能机器"听、说、读、思、学、动"6种能力。"听"指语音识别、自动翻译等；"说"指人机对话、语音合成等；"读"指文字辨别、图像识别等；"思"指人机对弈、演算求解等；"学"指知识积累、知识表达等；"动"指自动操作、机器人应用等。由此可见，人工智能在健康产业领域应用广泛，既可输送健康产业跨越式发展的动力，也具备引领健康产业颠覆性变革的潜力。

近年来，人工智能与健康产业的融合不断加深，随着人工智能领域语音交互、计算机视觉和认知计算等技术逐渐成熟，应用

场景越发丰富，从健康管理到健康促进，从寻医问药到诊断治疗，从智能设备到智慧干预，逐渐成为影响健康产业发展、提升服务水平的重要因素。其应用技术覆盖健康产业各个细分领域，相对成熟的包括：辅助诊断、机器人、语音录入、人脸识别、药物研发、健康大数据智能分析等（见表1.1）。

表 1.1　人工智能在健康产业的应用

序号	方向	内容
1	辅助诊断	■ 医学影像：快速读片和影像智能诊断，在颅内肿瘤磁共振、糖尿病视网膜病变、CT 冠状动脉、CT 骨折、CT 肺结节识图诊断方面效果较佳。 ■ 医学病理：病理标本显微镜下成像识别，在前列腺癌、基底细胞癌诊断方面有突破。 ■ 心电图：分析心电图数据，诊断心脏疾病，在心律失常、急性心肌梗死等方面有突破。 ■ B 超：超声智能诊断，在甲状腺、乳腺、肝脏良恶性肿瘤识图诊断方面有突破。 ■ 胃镜：从上万张胃镜图片中智能筛选价值图片和智能诊断，在胶囊胃镜方面有突破。 ■ 基层医生：医学知识图谱和人机交互，在基层医务人员诊疗方案参考方面有突破。
2	机器人	■ 手术机器人：视野开阔，操作精准、减小创面、减轻疼痛，利于伤口愈合。 ■ 康复机器人：治疗型康复机器人主要用来辅助患者进行各种恢复运动功能的训练，如行走训练、手臂运动训练等；辅助型康复机器人主要用来辅助患者进行各种日常活动，如外骨骼机器人、机器人轮椅等。 ■ 护理机器人：帮助老年人、残疾人和短期行动不便病人自动清理，通过推、拉、揉、捏等动作，防止病人皮肤溃烂，长褥疮。

续表

序号	方向	内容
3	语音录入	■ 电子病历：医务人员口述病历内容后转化为文字，提高工作效率。 ■ 智能导诊：为患者就医期间提供人机交互咨询，方便疾病分诊。 ■ 文献检索：为医疗科研人员口述查找文献提供便捷。 ■ 应急救援：为医务人员口述患者病情，快捷匹配救援方案赢得救援时间。 ■ 教学培训：为培训人员语音转换文字提供便捷，增强培训效果。
4	人脸识别	■ 身份认证：医疗机构面部识别挂号、面部识别就诊、面部识别支付缴费、面部识别门禁和病房安保、保险机构面部识别核保、面部识别理赔。
5	药物研发	■ 人工智能助力药物研发，可大大缩短药物研发时间，提高研发效率并控制研发成本，主要应用在新药发现和临床试验阶段。可以从散乱无章的海量信息中提取出能够推动药物研发的知识，提出新的可以被验证的假说，加速药物研发的过程。
6	健康大数据智能分析	■ 大病筛查：通过医学影像、医学病理等辅助诊断数据进行智能分析，筛查癌症及其他重大疾病，形成大病筛查研究数据库。 ■ 慢病管理：通过智能设备检测健康指标，形成健康档案，结合个人生活习惯，分析评估身体状况，提供个性化健康管理方案，开展慢病管理和健康干预。 ■ 险情预警：通过可穿戴设备和智能健康终端，持续监测用户生命体征，提前预测险情并第一时间处理。

资料来源：公开信息整理。

2020 年，AI 医疗迎来破局之年，昆仑医云科技"冠脉血流储备分数计算软件"、乐普医疗"心电分析软件"、安德医智"颅内肿瘤磁共振影像辅助诊断软件"、硅基智能科技"糖尿病视网膜病变眼底图像辅助诊断软件"、鹰瞳医疗科技"糖尿病视网膜病变眼底图像辅助诊断软件"、数坤科技"冠脉 CT 造影图像血管狭窄辅助分诊软件"、联影智能"骨折 CT 影像辅助检测软件"、推想科技"肺结节 CT 影像辅助检测软件"等一批 AI 医疗项目获得国家药品监督管理局（NMPA）批准的器械"三类证"。

三、产业结构发生新调整

（一）第一产业走向"绿色健康"，推动"药、食、健"协同发展

第一产业主要指农业以及林业、牧业、渔业等。"民以食为天"，第一产业在国民经济中处于根本地位，是一个国家的衣食之源、生存之本。新中国成立以来，第一产业实现了"三个转变"：一是产业结构方面，由传统农业向现代农业转变，即以种植业为主向农林牧渔业全面发展转变；二是发展方向方面，由增产目标向增质目标转变；三是消费需求方面，由追求温饱向追求安全、营养、健康转变。

中科院《中国至 2050 年农业科技发展路线图》提出农业发展的三个阶段：第一阶段是高产农业（"吃饱肚子"），第二阶段是绿色农业（"吃得安全"），第三阶段是功能农业（"吃得健康"）。目前，第一产业正由第二阶段迈向第三阶段，将促进健康产业的"药"（中草药种植）、"食"（有机食品）、"健"（保健食品）行业

与第一产业交叉融合。

关于中草药种植，俗话称"药材好，药才好"。作为特殊的经济作物，生态环境的好坏直接影响中药材质量的优劣，也直接影响药理药效和人体健康，所以中草药种植将走向生态农业生产模式。而农业发展理念的更新、种植技术的创新、机械化程度的提高，也有利于中草药种植进一步标准化、规模化、产业化。

关于有机食品，俗话说，"健康是吃出来的"。随着温饱问题的解决，中国城乡消费者对农产品和食品的消费需求不断升级，要求既要吃得安全，又要吃得健康，把品质放在第一位。特别是迅速崛起的以女性、年轻人为主要群体的果蔬及食用快消品消费，更是呈现出健康化、品牌化、高端化趋势。在这一强大内需的驱动下，既不使用化学农药、化肥、化学防腐剂等，也不采用基因工程生物及其产物的有机食品，成为农业发展的主要方向之一，也成为健康产业必不可少的重要分支。

关于保健食品，俗话称"均衡营养，药食同源"。在快节奏和高强度的现代社会中，亚健康状态人群逐年增多，对保健食品的需求逐年扩大，特别是预防常见疾病、提高免疫力、调节身体节律等纯天然动植物提炼的保健食品。这些保健食品属于现代农林牧渔业深加工产品，有关数据统计，2020 年中国保健食品行业市场规模达到 4 500 亿元，广阔的保健食品市场空间预示着第一产业必然加快现代化、快消化和健康化升级进程，也揭示着第一产业与第二产业、第三产业在健康领域跨界融合、协同发展的未来趋势。

（二）第二产业走向"先进制造"，推动"药、械、信"创新发展

第二产业主要指制造业以及采矿业、建筑业、电热燃水生产及供应业等。第二产业是立国之本、兴国之器、强国之基，是国家核心竞争力的体现。实践证明，没有强大的制造业，就没有国家和民族的强盛。有关文件指出，中国将以促进制造业创新发展为主题，以提质增效为中心，以加快新一代信息技术与制造业深度融合为主线，以推进智能制造为主攻方向，以满足经济社会发展和国防建设对重大技术装备的需求为目标，实现制造业由大变强的历史性跨越。在制造业强国战略的相关行动纲领中，"药"（生物医药）、"械"（高性能医疗器械）、"信"（新一代信息技术产业）被列入国家十大重点发展领域。

以最具代表的医疗器械为例，从全球市场看，头部集中趋势明显。知名医疗行业调研机构 Evaluate Med Tech 统计，2019 年全球前十大医疗器械公司营收均超过 10 亿美元，市场份额占比合计 42.7%，前 11～20 大公司合计占比 25%，其余公司占比 32.3%，显示出龙头公司占据了绝大部分市场份额。反观中国，则集中度较低，根据《医疗器械蓝皮书：中国医疗器械行业发展报告（2019）》的数据，行业内 90% 以上为中小型企业，年度主营业务收入分布在 3 000 万～4 000 万元，这主要是因为国内医疗器械制造起步较晚，产品线单一，技术壁垒处于中低端，客观上需要通过先进制造带动产业升级。

同时，政府也明确了未来先进制造在健康产业中的发展方向：

生物医药，主要包括新机制和新靶点化学药、抗体药物、抗体偶联药物、全新结构蛋白及多肽药物、新型疫苗、临床优势突出的创新中药及个性化治疗药物；高性能医疗器械，主要包括影像设备、医用机器人等高性能诊疗设备，全降解血管支架等高值医用耗材；信息功能型产品，主要包括可穿戴的、支持远程诊疗的移动医疗产品等，实现生物 3D 打印、诱导多能干细胞等新技术的突破和应用。

（三）第三产业走向"主导地位"，推动"防、医、养"蓬勃发展

第三产业主要指服务业，包括第一产业和第二产业以外的其他产业。第三产业是国民经济的重要组成部分，是连接供给侧和需求侧的桥梁纽带，也是供给侧结构性改革的主战场和核心内容，更是带动经济增长、吸纳就业人员的主要支柱。一个国家的经济健康程度主要取决于第三产业在整个经济中的占比，2010—2018年中国处于快速发展期，GDP 增长率保持在 6.5% 以上，这与第三产业持续增长密切相关（见图 1.8）。2019 年 12 月，国家统计局第四次全国经济普查数据显示，中国第三产业市场主体大量涌现，规模不断扩大，比重持续上升，结构明显优化，特别是以医疗健康服务业为引领的市场主体迅猛增长，成为拉动第三产业快速增长的主要力量。

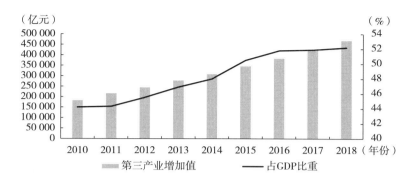

图1.8　2010—2018年我国第三产业增加值及占GDP比重

资料来源：国家统计局。

《"健康中国 2030"规划纲要》指出，2030 年健康服务业总规模将达到 16 万亿元。作为健康服务业的重要组成部分，预防医疗、医疗服务、养老服务三大服务类产业将发挥重要作用。其中，预防医疗产业包括健康科普、健康教育、健康培训、健康咨询、健康监测、健康干预等健康管理类产业，还包括与健康促进相关的体育产业，也会带动体育广告业、体育建筑业、体育博彩业、体育旅游业和体育用品业等相关产业发展；医疗服务产业主要包括公立医疗机构开展的"公益型"医疗服务，非公医疗机构开展的体检、医美、口腔、眼科、儿科等"消费型"医疗服务，以及区域性检验、影像、病理等第三方"共享型"医疗服务；养老服务产业主要包括活力老人保健养生服务、介助介护老人照顾护理服务、失能半失能老人持续照料服务等。同时，在预防医疗、医疗服务、养老服务产业发展的过程中，还会延伸并有效带动上下游服务产业发展，如流动服务类（仓储运输配送、会议通信、餐饮

住宿、旅游等）、生活服务类（租房服务、保险服务、家政服务
等）、文化服务类（专业人才教育培养、医疗科研、体育运动指导
等）相关服务产业。

四、社会要素出现新演化

（一）"长寿时代"带动"长寿经济"

中国是世界上老年人口最多的国家，根据国家统计局数据，60 岁及以上老年人口由 2011 年的 1.85 亿人增长至 2019 年的 2.54 亿人，占比由 13.7% 增至 18.1%（见图 1.9）。有关部门研究认为，近年来中国人口结构发生深度变化：一方面，低生育率带来少儿人口比例下降，同步带来劳动年龄人口比例下降；另一方面，逐步健全完善的医疗健康服务保障体制带来人口平均预期寿命的提升，加速了人口老龄化进程，预计 2025 年中国老年人口将突破 3 亿人，2050 年将接近 5 亿人。考虑到国家人均收入及储蓄均不及同时期发达国家，并且尚未建立行之有效的养老服务体系，有些学者发出"未富先老""老穷并济""老无所依"等危机信号，认为老龄化将给国家经济带来负面影响，甚至会成为国家复兴的重要阻碍。同时我们也看到，英国伦敦商学院经济学家琳达·格拉顿和心理学家安德鲁·斯科特开设了"百岁人生"MBA（工商管理硕士）课程，创造性地提出"长寿时代"概念，认为老年人口占比升高后的人类社会处于一种相对稳定的状态，是社会政治、经济、文明发展进步的表现，也是社会必然经历、不可回避的现实，更是社会经济转型发展的天赐良机。

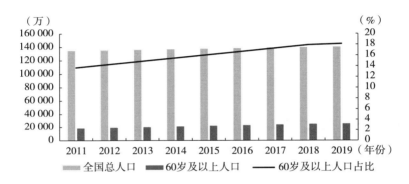

图1.9　2011—2019年中国60岁及以上人口及占比

资料来源：Wind。

根据琳达·格拉顿、安德鲁·斯科特的"长寿时代"概念，结合中国国情和新时期战略，我们认为常说的"老龄化"概念对中国经济发展确实存在"危"的问题，但老龄化概念相对单一，大部分人看到的仅仅是老年人口增多、劳动年龄人口减少、经济负担加重、供给能力不足等表象，缺乏系统观、整体观、辩证观。其实，危中有机，危可转机，只要能抓住机遇，应对挑战，就能在危机中育新机，于变局中开新局。可以说，"长寿时代"概念是"老龄化"概念的升华，揭示了深层次的趋势和规律。

具体而言，包括以下几个方面。一是"老龄化"多是关注老年人口变化的阶段性过程和发展困境，其视角往往着眼于老年人口本身及其产生的问题，偏向被动应对；"长寿时代"则更多关注年龄结构趋势发展，预测未来科技、医疗、健康护理、公共卫生发展方向，偏向主动应对。二是"老龄化"多是关注老年人如何养老，其视角着眼于供给的增量、服务的质量、支付的能力等；"长寿时代"则更多关注老年人的社会活动和生活状态，涉及健康管理、财富管理、时间管理等多维度。三是"老龄化"多是关注老年人希望接受什么，不希望接受什么，习惯性地把老年人作为服务对象，作为社会资源的消耗者；"长寿时代"则更多关注老年人能够做什么，喜欢做什么，能够为社会继续创造出什么价值，科学地把老年人作为经济社会发展的参与者、创造者、推动者，甚至可以说是新一类的"人口红利"。基于以上数据和研判，中国即将进入"长寿时代"，需要用"长寿时代"的思维和视角，科学把握"长寿时代"健康产业发展规律，审时度势、顺势而为，用积极的态度拥抱"长寿时代"的到来，用产业的发展迎接"长寿经济"的出现。

"长寿时代"的健康产业发展需要更加聚焦。

一是聚焦老年人健康消费需求，把握好健康产业发展市场商机。老年人未来有 3 亿~5 亿人，消费市场广阔。对于服务市场，满足老年人多元需求的健康科普、健康食品、健康运动、旅游旅居、养身养心等行业将受到广泛欢迎，高服务品质 CCRC 社区（持续照料退休社区）将被越来越多人追捧，居家养老的上门服务需求将保持旺盛，老年多疾病综合健康管理服务将会普及，照护、护理、康复、安宁服务及培训前景十分广阔；对于医药市场，保健品将成为日常化产品，高血压、高血糖、高血脂等慢性病医药市场将稳中上升，阿尔茨海默病、帕金森病等老年性疾病创新药将需求旺盛；对于器械市场，健康管理涉及的家庭医疗监测设备将成为标配，辅助老年人学习生活的器械将逐渐智能，康复护理类机器人将会不断迭代；对于金融市场，老年人的财富积累达到峰值，与健康生命联动紧密的保险产品将得到广泛认可和接受。

二是聚焦老年人价值产出需求，把握好健康产业发展人力动能。《国务院关于工人退休、退职的暂行办法》规定，现行退休年龄男性 60 周岁、女干部 55 周岁、女工人 50 周岁。60～70 岁男性、55～70 岁女性普遍具有一定的工作能力，虽然在高科技、高强度、高精密等特征行业处于劣势，但在诸多健康服务领域仍然具备持续生产、创新、创造的能力，特别是知识、技能、经验的沉淀积累更显优势。换个思维角度看，让老年人通过灵活的方式参与劳动力市场，他们既能成为医疗健康服务市场的供给力量，又能成为医药器械产品创新的配合资源，也能从一定程度上推动"长寿时代"保险业务的创新和金融市场的繁荣。

（二）"人口红利"演变为"人才红利"

改革开放以来，中国 GDP 年均增长 9.5%，平均每 8 年翻一番，高于世界经济同期水平的 2.9%，从一定程度上讲，这受益于两次"人口红利"。一次是 1966—1973 年出生的人群，小部分人群受益于 1979 年高考制度的恢复，人口素质得到了提升，大部分人群受益于改革开放政策，发挥了经济建设供给侧的力量；另一次是伴随着社会医疗保障水平的提高，出生率高于死亡率，人口总数持续增长，加之人均收入水平的提高，全民担当了经济发展消费侧的力量。进入新时期，虽然出现低生育率、低劳动年龄人口比例、用工成本骤增等现象，表面上看人口红利出现拐点，但实质上第三次"人口红利"悄然而至，这主要是因为国家综合实力和全民教育素质均得到全面提升，单纯依靠要素投入来拉动经济增长的粗放式发展模式已经不能持续，中国已经转向高质量发展阶段，"人口红利"正在演变为"人才红利"，通俗而言，就是从主要靠人口的数量转变为主要靠人口的质量。

以经济活跃的长三角、珠三角城市群为例，在全国率先"腾笼换鸟"，推动产业升级，实现从原来的"三来一补"（来料加工、来件装配、来样加工和补偿贸易）模式向"三创一主"（创意、创新、创造和自主品牌）模式的转变。"产因政策转、人随产业走"，转型发展的成功离不开好的产业政策，更离不开优秀的专业人才。有关数据显示，2000—2019 年长三角、珠三角城市群常住人口合计占比由 13.9% 增至 16.4%；全国超六成的人才流向长三角、珠三角、京津冀、成渝、长江中游五大城市群，其中，长三角、珠三角城市群人才净流入占比分别为 5.0%、2.8%，居五大城市群前两位。

伴随着人才的流入，健康产业在长三角、珠三角区域得到了蓬勃发展，走到了全国前列。有关数据显示，长三角、珠三角城市群健康产业园区在全国数量中占比高达 60%，区域内传统的原料药、仿制药、低端医疗设备企业占比逐年降低，创新型企业如雨后春笋，恒瑞医药、药明康德、百济神州、华大基因、联影、微创医疗、迈瑞医疗等领军型企业不断涌现。随着健康产业的聚集、医学人才的聚拢，政府、院校、企业间合作不断深入，产、学、研、用各环节有机衔接，区域内逐步发生一系列化学反应。一是公共资源实现共享，如实验室、生产车间、物流配送体系、能源供应等可以有效降低企业研发与生产成本；二是知识技术实现互动，如科研学术、成果转化、上下游联动等可以有效提高企业创新效率；三是融资投资实现对接，如政府产业基金引导、VC/PE（风险投资 / 私募股权投资）、基金投资、中小企业融资等可以有效实现精准对接。在一个区域中，如果政策聚焦、产业聚集、人才聚拢、资本聚力，为企业从研发、申报、注册、生产、销售、融资等方面全方位提供支持，整个区域就会"水深则鱼知聚，林茂则鸟有归"，健康产业将呈现螺旋上升式的良性循环，不仅有利于企业自身成长，还能够吸引更多企业加盟，逐步形成产业集群，实现相互融合、相互赋能、相互促进。

（三）慢病管理市场发展潜力巨大

慢病，非特指某种疾病，而是对一类起病隐匿，病程长且病情迁延不愈，缺乏确切的传染性生物病因证据，病因复杂，并且有些尚未完全被确认的疾病的概括性总称。常见的慢病包括心脑血管疾病（含高血压、中风、冠心病等）、癌症、糖尿病、慢性呼吸系统疾病等。

1. 慢病发展的特点

一是慢病出现新成员。随着免疫疗法、靶向药物、质子重离子等创新发展，癌症的治疗方法、措施和手段不断更新和优化，癌症不再是"谈癌色变"，而是"可防可治"。随着癌症 5 年生存率的提升和总体死亡率的下降，癌症被列入慢病行列。

二是慢病人群基数大。2017 年，我国超重及肥胖症人口约 5.07 亿人，高血压人口约 4.2 亿人，血脂异常人口约 2 亿人，高血脂人口约 1 亿人，糖尿病人口约 1.21 亿人，脂肪肝人口约 1.2 亿人，心脑血管疾病患者约 2.9 亿人（其中，脑卒中 1 300 万人，冠心病 1 100 万人，肺源性心脏病 500 万人，心力衰竭 450 万人，风湿性心脏病 250 万人，先天性心脏病 200 万人），近 70% 的人存在过劳死风险。

三是慢病危害程度高。慢病导致的死亡已经占到总死亡人数的 88%，导致的疾病负担已占总疾病负担的 70%。

四是慢病逐渐年轻化。我国中年人死于心脑血管疾病的比例高达 22%（远高于美国的 12%），青春期贫血发病率达 38%，白领亚健康比例高达 76%，2018 年我国儿童青少年总体近视率为 53.6%，其中，6 岁儿童为 14.5%，小学生为 36%，初中生为 71.6%，高中生为 81%。慢病已成为严重威胁中国居民健康、影响国家经济社会发展的重大公共卫生问题。

2. 慢病防治工作引起社会各界关注

在政策层面上，2017 年 2 月，国务院办公厅印发《中国防治慢性病中长期规划（2017—2025 年）》，对未来 5~10 年的慢病防治工作进行了部署，在策略上从注重"治已病"向"治未病"转变。

在消费层面上，随着人们慢病防治的意识逐渐增强以及可消费产品的不断增多，慢病消费市场规模不断扩大，有关数据显示，中国慢病消费支出由 2016 年的 3.24 亿元增至 2020 年的 5.5 亿元，年均复合增长率高达 15%。

在技术层面上，随着物联网、人工智能、大数据等技术的发展以及在慢病防治领域的应用，可穿戴设备、家用监测设备等产品得到大规模普及，将改善人们的生活方式（即利用智能网的设备监测用户健康数据，干涉并指引用户健康）。

在投融资层面上，慢病防治领域相关项目得到社会资本关注。有关数据显示，2018 年以来，慢病防治领域投融资金额每年以 18.9% 的增速递增，不论是"吸金能力"还是投资热度，都处于健康产业投融资前列。以糖尿病管理领域为例，掌上糖医、控糖卫士、糖小护等为代表的糖尿病管理企业备受资本关注，掀起资本圈的"百糖大战"。

可见，慢病防控已迎来全民参与时代，无论是政策环境、资本环境还是社会环境，都呈现出较好的发展氛围。同时，在新科技、新理念、新消费的助推下，慢病防治行业将进一步扩容，新的治疗设备、新的治疗方案、新的保险产品将不断涌现，慢病"三高三低"现象（发病率、病死率、致残率高，知晓率、治疗率、控制率低）将有望得到改善。

（四）健康理念促进健康产业消费升级

国民对健康的关注度持续提升，尤其在后疫情时代，消费者的健康意识被激活，健康素养进一步提升，给"健康"赋予了新的定义，从以前的不生病转变为一种健康的生活方式和健康的生活态度。由此带来健康消费理念的转变，从以前的看病就医转变为关爱身心、关爱家庭，以达到身体、心理、社会生活三方面的完美平衡状态。具体包括六个方面：一是从被动消费逐渐转向主动消费，二是从行为消费逐渐转向产品消费，三是从普适消费逐渐转向个性消费，四是从医疗消费逐渐转向保障消费，五是从线下消费逐渐转向线上消费，六是从个人消费逐渐转向家庭消费。随着我国居民健康消费结构不断优化，健康消费升级的方向将成为健康产业转型的关键牵引。

健康消费理念的转变同步带动消费场景的多元化，拓展了消费市场，带动了消费升级。从生活习惯、消费诉求、支出能力、行为习惯维度看，老年人群、中年女性人群、"95后"人群、少年人群"四类人群"必将成为推动消费升级的"主力军"。关于老年人群（2019年60岁及以上人口普查数据约为2.54亿人）：鉴于"不仅要慢慢地老去，还要优雅地老去"等理念的产生，除照护、护理、康复、医疗服务等刚需外，保健品、旅居养老、老年旅游、老年化妆品、老年服装、老年体育健身、老年网络消费、美容养生、健康管理、娱乐社交等正在成为新需求。关于中年女性人群（2019 年 30～59 岁女性人口普查数据约为 2.97 亿人）：抗衰、防癌、呵护家人成为关注重点，高端医美、干细胞抗衰、HPV（人乳头瘤病毒）疫苗、专属化体检、重疾保险等受到青睐。关于"95 后"人群（2019 年 18～25 岁人口普查数据约为 1.90 亿人）：推崇"网络社交、精致小资、个性定制"，注重价值潮品和轻奢品牌，对于医美药妆、塑身美体、健康食品消费需求旺盛。关于少年人群（2019 年 12～17 岁人口普查数据约为 2.04 亿人）：面临着近视、肥胖、心理、口腔、骨骼发育等新的健康问题，相关衍生健康消费市场将成为未来市场增长的重要领域。

以上四类人群拥有个性需求的同时，在饮食、运动、护肤、健康管理四类产业方面呈现出共性。关于饮食：一方面是做减法，追求低糖、低脂、无添加的食品，另一方面则是在蛋白质、活性益生菌等营养上做加法。关于运动："迈开腿，管住嘴"成为全民共识，运动健身从休闲化向专业化发展，配合辅助的智能硬件产品逐渐成为健身标配。关于护肤：解决肌肤问题、维护肌肤健康、促进肌肤美丽越来越被大家重视，这对产品成分的安全性提出更高要求。关于健康管理：在线问诊与健康险逐渐成为健康管理的重要部分，也逐渐被国民接受，"互联网＋医疗健康"生态持续完善，健康与保险结合日益紧密。

（五）社会主要矛盾转化催生体系变革

社会主要矛盾是指社会矛盾中规定或影响着其他矛盾的存在和发展的一种矛盾，是社会生产力与生产关系基本矛盾运动的真实变化反映。新中国成立以来，关于社会主要矛盾有过三次定义。一是 1956 年党的八大报告指出，由于社会主义改造已经取得决定性的胜利，中国无产阶级同资产阶级之间的矛盾已经基本解决，几千年来的阶级剥削制度的历史已经基本结束，社会主义制度已经基本建立，社会主要矛盾是人民对于建立先进的工业国的要求同落后的农业国的现实之间的矛盾，是人民对于经济文化迅速发展的需要同当前经济文化不能满足人民需要的状况之间的矛盾。二是 1981 年党的十一届六中全会通过的《关于建国以来党的若干历史问题的决议》指出，在社会主义改造基本完成以后，社会主要矛盾是人民日益增长的物质文化需要同落后的社会生产之间的矛盾。三是 2017 年党的十九大报告指出，经过长期努力，中国特色社会主义进入了新时代，人民美好生活需要日益广泛，不仅对物质文化生活提出了更高要求，而且在民主、法治、公平、正义、安全、环境等方面的要求日益增长，社会主要矛盾已经转化为人民日益增长的美好生活需要和不平衡不充分的发展之间的矛盾。

社会主要矛盾的转化关系着全局的历史性变化，既是对过去社会发展历史的深刻总结，也是对未来发展方向、发展目标的精准定位。现阶段发展不平衡不充分的问题已成为社会主要矛盾的一个重要方面，并将贯穿今后相当长一个历史时期，这既是中国正处于并将长期处于社会主义初级阶段的基本国情所决定的，也是基本国情在新时代、新发展阶段的新体现。中国进入新时代、新发展阶段，就是指中国全面建成小康社会、实现第一个百年奋斗目标之后，开启全面建设社会主义现代化国家新征程、向第二个百年奋斗目标进军的阶段。这是一个将强未强、由大变强的阶段，是实现中华民族伟大复兴的关键阶段。一方面，中国迎来了从站起来、富起来到强起来的伟大飞跃，迎来了实现中华民族伟大复兴的光明前景，比历史上任何时期都更接近、更有信心和能力实现中华民族伟大复兴的目标；另一方面，中国离建成社会主义现代化强国还有相当长的距离，还存在很多短板和弱项，在不少领域存在被人"卡脖子"的问题，大而不强的问题还比较明显，特别是外部环境深刻变化进一步加剧内部各种矛盾和问题。乘势而上开启全面建设社会主义现代化国家新征程，奋力推进中华民族伟大复兴进程，迫切需要抓紧解决存在的突出问题和短板，夯实中国发展的内在基础。

具体到健康产业领域，主要是群众对健康有了更高需求，要求看得上病、看得起病、看得好病，看病更舒心、服务更体贴，更希望不得病、少得病。中国已经迈入中高收入国家行列，完全有必要也有基础加快发展健康产业，扩大优质健康服务资源供给，提升健康制造业水平，创新优化健康产业发展模式和路径，实现更高质量、更有效率、更加公平、更可持续、更为安全的发展。深入研究分析社会主要矛盾在健康产业的具体化表现，主要体现在服务体系和支撑体系两个方面。

1. 关于服务体系

随着群众健康服务需求的日益增长，服务供给端出现医疗资源分布不平衡、发展不充分的问题。

一是优质医院配置不平衡。根据复旦大学医院管理研究所发布的《2019 年度中国医院排行榜》，排名前 50 的优质医院主要集中在北上广等城市，其中，北京 14 家（占比 28%）、上海 11 家（占比 22%）、广州 6 家（占比 12%）。

二是城乡医院配置不平衡。根据 2020 年《中国卫生健康统计年鉴》（下同），城市医院 18 179 家（占比 52.92%），对应服务非农业户口人数约 3.84 亿人；农村医院 16 175 家（占比 47.08%），对应服务农业户口人数约 9.35 亿人。

三是东西部医生数量分布不平衡。2019 年临床执业（助理）医师东部地区拥有约 130.65 万人，西部地区只拥有约 71.72 万人。

四是医生专业分布不平衡。2019 年内科执业（助理）医师占医师总数的 22.3%，外科占 12%，而作为"健康守门人"的全科医生仅占 4.8%，与儿童、老年人群密切相关的儿科医生仅占 4.1%，康复医学科医生仅占 1.2%。

五是医生数量不充足。2019 年中国执业医师数约 321.05 万人，每千人执业医师数约 2.3 人，远远达不到世界平均的每千人 3.5 名执业医师的水平。

六是床位数量不充足。2019 年中国医疗机构床位总数约 880.70 万张，每千人床位数约 6.3 张，相比邻国日本的 13.7 张／千人、韩国的 10.3 张 / 千人还存在一定的差距。

2. 关于支撑体系

作为服务体系的重要支撑，制度机制、配套政策、财政投入、管理理念、医药器械、商业保险等重要支撑要素也存在着诸多问题和矛盾，严重制约着群众获得感、满足感的提升。

一是制度机制有待改革。从医疗资源领域配置来看，优秀的医生、优良的设备、优质的技术主要集中在大型三甲医院，受一段时期无序就诊模式的影响，形成了"无论大病小病都到大医院"的普遍就诊习惯，导致：大医院长期"门庭若市"，医生满负荷工作，服务质量和安全堪忧；小医院长期"门可罗雀"，医生无事可做，加剧了基层医务人员流失，导致基层医疗机构"健康守门人"功能缺位。

二是配套政策亟须跟进。从医学教育层面看，对于社会亟须的全科、儿科、康复医学科、精神科医生，缺乏成建制的培训体系，导致专科人才匮乏；从职业成长层面看，医学作为经验型学科，医生的成长需要大量的临床实践和病例积累，同时受职称评级、学术地位、薪酬福利的影响，医学毕业生和各级医疗机构医务人员都秉承"人往高处走"的思维，向大医院靠拢，导致基层医务人员人才短缺，技术服务能力不足。

三是财政投入有待加强。2019 年政府卫生支出 17 428.5 亿元，占财政支出的 7.30%，占卫生总费用的 26.7%，占国民生产总值的 1.77%，对比处于同等地位的教育行业，整体投入偏低。

　　四是管理理念有待更新。公立医院作为服务体系的主体力量，长期以来承担着85%左右的诊疗服务量，一段时期受到市场经济的影响，不同程度地存在着追求服务规模扩大、收入效益提升的商业经营观。一方面，"三长一短"（挂号、看病、取药排队时间长、医生问诊时间短）现象普遍；另一方面，重复医疗、过度医疗问题频发，作为公立医院非营利性的公益属性没有有效地彰显，导致医患矛盾一度成为社会问题。

　　五是医药器械企业创新力度不足。长期以来，中国医药市场"以仿为主"，据统计，国内制药企业中99%都是仿制药企业，19万个药品批文中95%都是仿制药；中国医疗器械市场"以进为主"，特别是在医院诊断与治疗设备上对进口产品依赖严重，以GE（通用电器）、飞利浦、西门子为代表的医疗器械巨头，长期把控着中国高端医疗设备市场（取三家公司首字母，被称为"GPS"）。所以，我国具有自主知识产权的高精尖医药器械领域相对薄弱，这也在一定程度上造成医药、医疗检查费用居高不下，患者经济负担增加。

　　六是商业保险对基本医疗保险的补充作用尚未发挥。中国商业医疗保险刚刚起步，大多数保险机构缺乏风险管理、条款设计、费率厘定、业务监督等专业能力，在产品精算环节缺乏数据支撑，在前端核保环节控费手段有限，在后端理赔环节风险识别难且理赔效率低，导致险种开发乏力、医疗保险品种少、保障方式单一，不能满足多层次社会需求。

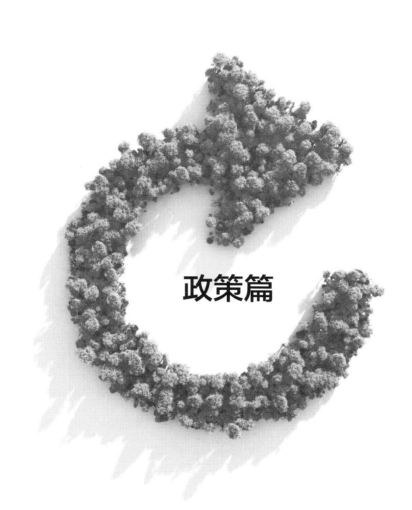

政策篇

在惊涛骇浪中挺立潮头，在栉风沐雨中书写华章。面对严峻复杂的国内外形势，中国共产党以非凡的政治勇气、深厚的人民情怀、深邃的历史眼光、宽广的国际视野、科学的辩证思维、强烈的创新精神，为健康产业领航掌舵，实施"健康中国"战略，回答了一系列重大理论和实践问题。

本篇在《形势篇》的基础上，重点阐述在健康产业重塑过程中，政府如何发挥主导作用，市场如何发挥调节功能，主要包括三部分内容：一是政府的"有形之手"，关注国家卫健委、国家药监局、国家医保局、国家民政部、国家银保监会、国家证监会等部委落实"健康中国"战略释放出的一系列政策红利，以及塑造产业格局的新方向、新标准、新内容；二是市场的"无形之手"，关注细分领域需求对企业发展的影响、资源利用功能对业态完善的影响、资本流向"虹吸"对产业聚集的影响、功能服务联动对生态体系的影响；三是双轮驱动的作用，关注产业业态由"单环节"向"全周期"转变，结构由"橄榄形"向"哑铃形"转变，路径由"规模型"向"效益型"转变，主体由"卫生体"向"共同体"转变。

通过本篇的介绍，读者可以了解健康产业"被谁重塑"这一问题，为后续《医疗篇》《健康篇》《器械篇》《医药篇》内容提供论述的基础。

一、政府"有形之手"宏观主导

（一）"健康中国"战略重新定义产业发展方向

国民健康是国家可持续发展能力的重要标志，健康日益成为国际社会的重要议题。2009年印发的《中共中央　国务院关于深化医药卫生体制改革的意见》，标志着新一轮医药卫生体制改革的开启。党的十八大以来，我国卫生健康事业取得显著成就，人民健康水平持续提高。随着工业化、城镇化、人口老龄化进程加快，我国居民生产生活方式和疾病谱不断发生变化。心脑血管疾病、癌症、慢性呼吸系统疾病、糖尿病等慢病已成为居民主要死因，导致的负担占总疾病负担的70%以上；肝炎、结核病、艾滋病等重大传染病防控形势仍然严峻，职业健康、地方病等问题也不容忽视。此外，一些重点人群都有各自亟待解决的健康问题。我国居民健康知识知晓率偏低，吸烟、过量饮酒、缺乏锻炼、不合理膳食等不健康生活方式比较普遍。

在此背景下，2015 年 10 月，党的十八届五中全会做出"推进健康中国建设"的战略决策。2016 年 8 月 19 日—20 日，全国卫生与健康大会在北京召开，中共中央总书记习近平出席会议并发表重要讲话。习近平强调，没有全民健康，就没有全面小康。要把人民健康放在优先发展的战略地位，以普及健康生活、优化健康服务、完善健康保障、建设健康环境、发展健康产业为重点，加快推进健康中国建设，努力全方位、全周期保障人民健康，为实现"两个一百年"奋斗目标、实现中华民族伟大复兴的中国梦打下坚实健康基础。[①]

2016 年 10 月，国务院印发《"健康中国 2030"规划纲要》，明确了未来 15 年健康中国建设的总体战略，提出健康中国"三步走"的目标，即：2020 年，主要健康指标（见表 2.1）居于中高收入国家前列；2030 年，主要健康指标进入高收入国家行列；2050 年，建成与社会主义现代化国家相适应的健康国家。

表 2.1 "健康中国"建设的主要健康指标

领域	序号	指标	2015 年	2020 年	2030 年
健康水平	1	人均预期寿命（岁）	76.3	77.3	79.0
	2	婴儿死亡率（‰）	8.1	7.5	5.0
	3	5 岁以下儿童死亡率（‰）	10.7	9.5	6.0
	4	孕产妇死亡率（1/10 万）	20.1	18.0	12.0

[①] 习近平：把人民健康放在优先发展战略地位。2016 年 8 月 20 日，新华社，http://www.xinhuanet.com//politics/2016-08/20/c_1119425802.htm。

领域	序号	指标	2015 年	2020 年	2030 年
健康水平	5	城乡居民达到《国民体质测定标准》合格以上的人数比例（%）	89.6（2014 年）	90.6	92.2
健康生活	6	居民健康素养水平（%）	10	20	30
	7	经常参加体育锻炼的人数（亿人）	3.6（2014 年）	4.35	5.3
健康服务与保障	8	重大慢病过早死亡率（%）	19.1（2013 年）	比 2015 年降低 10%	比 2015 年降低 30%
	9	每千人（常住人口）执业（助理）医师数（人）	2.2	2.5	3.0
	10	个人卫生支出占卫生总费用的比重（%）	29.3	28 左右	25 左右
健康环境	11	地级及以上城市空气质量优良天数比率（%）	76.7	＞80	持续改善
	12	地表水质量达到或好于Ⅲ类水体比例（%）	66.0	＞70	持续改善
健康产业	13	健康服务业总规模（万亿元）	—	＞8	16.0

资料来源：《"健康中国 2030"规划纲要》。

2017 年 10 月，党的十九大做出实施健康中国战略的重大决策部署，指出人民健康是民族昌盛和国家富强的重要标志。要完善国民健康政策，为人民群众提供全方位、全周期的健康服务。深化医药卫生体制改革，全面建立中国特色基本医疗卫生制度、医疗保障制度和优质高效的医疗卫生服务体系，健全现代医院管理制度。加强基层医疗卫生服务体系和全科医生队伍建设。全面取消以药养医，健全药品供应保障制度。坚持预防为主，深入开展爱国卫生运动，倡导健康文明生活方式，预防控制重大疾病。实施食品安全战略，让人民吃得放心。坚持中西医并重，传承发展中医药事业。支持社会办医，发展健康产业。促进生育政策和相关经济社会政策配套衔接，加强人口发展战略研究。积极应对人口老龄化，构建养老、孝老、敬老政策体系和社会环境，推进医养结合，加快老龄事业和产业发展。

2019 年 6 月，为加快推动从以治病为中心转变为以人民健康为中心，动员全社会落实预防为主的方针，实施健康中国行动，提高全民健康水平，国务院印发《国务院关于实施健康中国行动的意见》(以下简称《意见》，具体行动见表 2.2)，这是国家层面指导未来十余年疾病预防和健康促进的一个重要文件。依据《意见》成立了健康中国行动推进委员会，发布了《健康中国行动（2019—2030 年)》，并印发了《健康中国行动组织实施和考核方案》。

表 2.2　"健康中国"行动主要任务

序号	主要任务	主要措施	主要目标
1	实施健康知识普及行动	■ 维护健康需要掌握健康知识。面向家庭和个人普及预防疾病、早期发现、紧急救援、及时就医、合理用药等维护健康的知识与技能。 ■ 建立并完善健康科普专家库和资源库，构建健康科普知识发布和传播机制。 ■ 强化医疗卫生机构和医务人员开展健康促进与教育的激励约束。 ■ 鼓励各级电台、电视台和其他媒体开办优质健康科普节目。	到 2022 年和 2030 年，全国居民健康素养水平分别不低于 22% 和 30%。

序号	主要任务	主要措施	主要目标
2	实施合理膳食行动	■ 针对一般人群、特定人群和家庭，聚焦食堂、餐厅等场所，加强营养和膳食指导。 ■ 鼓励全社会参与减盐、减油、减糖，研究完善盐、油、糖包装标准。 ■ 修订预包装食品营养标签通则，推进食品营养标准体系建设。 ■ 实施贫困地区重点人群营养干预。	到 2022 年和 2030 年，成人肥胖增长率持续减缓，5 岁以下儿童生长迟缓率分别低于 7% 和 5%。
3	实施全民健身行动	■ 为不同人群提供针对性的运动健身方案或运动指导服务。 ■ 努力打造百姓身边健身组织和"15 分钟健身圈"。 ■ 推进公共体育设施免费或低收费开放。 ■ 推动形成体医结合的疾病管理和健康服务模式。 ■ 把高校学生体质健康状况纳入对高校的考核评价。	到 2022 年和 2030 年，城乡居民达到《国民体质测定标准》合格以上的人数比例分别不少于 90.86% 和 92.17%，经常参加体育锻炼的人数比例达到 37% 及以上和 40% 及以上。
4	实施控烟行动	■ 推动个人和家庭充分了解吸烟和二手烟暴露的严重危害。 ■ 鼓励领导干部、医务人员和教师发挥控烟引领作用。 ■ 把各级党政机关建设成无烟机关。 ■ 研究利用税收、价格调节等综合手段，提高控烟成效。 ■ 完善卷烟包装烟草危害警示内容和形式。	到 2022 年和 2030 年，全面无烟法规保护的人口比例分别达到 30% 及以上和 80% 及以上。
5	实施心理健康促进行动	■ 通过心理健康教育、咨询、治疗、危机干预等方式，引导公众科学缓解压力，正确认识和应对常见精神障碍及心理行为问题。	到 2022 年和 2030 年，居民心理健康素养水平提升到 20% 和 30%，心理相关疾病发生的上升趋势减缓。

序号	主要任务	主要措施	主要目标
5	实施心理健康促进行动	■ 健全社会心理服务网络，加强心理健康人才培养。 ■ 建立精神卫生综合管理机制，完善精神障碍社区康复服务。	到 2022 年和 2030 年，居民心理健康素养水平提升到 20% 和 30%，心理相关疾病发生的上升趋势减缓。
6	实施健康环境促进行动	■ 向公众、家庭、单位（企业）普及环境与健康相关的防护和应对知识。 ■ 推进大气、水、土壤污染防治。 ■ 推进健康城市、健康村镇建设。 ■ 建立环境与健康的调查、监测和风险评估制度。 ■ 采取有效措施预防控制环境污染相关疾病、道路交通伤害、消费品质量安全事故等。	到 2022 年和 2030 年，居民饮用水水质达标情况明显改善，并持续改善。
7	实施妇幼健康促进行动	■ 针对婚前、孕前、孕期、儿童等阶段特点，积极引导家庭科学孕育和养育健康新生命，健全出生缺陷防治体系。 ■ 加强儿童早期发展服务，完善婴幼儿照护服务和残疾儿童康复救助制度。 ■ 促进生殖健康，推进农村妇女宫颈癌和乳腺癌检查。	到 2022 年和 2030 年，婴儿死亡率分别控制在 7.5‰ 及以下和 5‰ 及以下，孕产妇死亡率分别下降到 18/10 万及以下和 12/10 万及以下。
8	实施中小学健康促进行动	■ 动员家庭、学校和社会共同维护中小学生身心健康。 ■ 引导学生从小养成健康生活习惯，锻炼健康体魄，预防近视、肥胖等疾病。 ■ 中小学校按规定开齐开足体育与健康课程。 ■ 把学生体质健康状况纳入对学校的绩效考核，结合学生年龄特点，以多种方式对学生健康知识进行考试考查，将体育纳入高中学业水平测试。	到 2022 年和 2030 年，国家学生体质健康标准达标优良率分别达到 50% 及以上和 60% 及以上，全国儿童青少年总体近视率力争每年降低 0.5 个百分点以上，新发近视率明显下降。

续表

序号	主要任务	主要措施	主要目标
9	实施职业健康保护行动	■ 针对不同职业人群，倡导健康工作方式，落实用人单位主体责任和政府监管责任，预防和控制职业病危害。 ■ 完善职业病防治法规标准体系。 ■ 鼓励用人单位开展职工健康管理。 ■ 加强尘肺病等职业病救治保障。	到 2022 年和 2030 年，接尘工龄不足 5 年的劳动者新发尘肺病报告例数占年度报告总例数的比例实现明显下降，并持续下降。
10	实施老年健康促进行动	■ 面向老年人普及膳食营养、体育锻炼、定期体检、健康管理、心理健康以及合理用药等知识。 ■ 健全老年健康服务体系，完善居家和社区养老政策，推进医养结合，探索长期护理保险制度，打造老年宜居环境，实现健康老龄化。	到 2022 年和 2030 年，65 至 74 岁老年人失能发生率有所下降，65 岁及以上人群老年期痴呆患病率增速下降。
11	实施心脑血管疾病防治行动	■ 引导居民学习掌握心肺复苏等自救互救知识技能。 ■ 对高危人群和患者开展生活方式指导。 ■ 全面落实 35 岁以上人群首诊测血压制度，加强高血压、高血糖、血脂异常的规范管理。 ■ 提高院前急救、静脉溶栓、动脉取栓等应急处置能力。	到 2022 年和 2030 年，心脑血管疾病死亡率分别下降到 209.7/10 万及以下和 190.7/10 万及以下。
12	实施癌症防治行动	■ 倡导积极预防癌症，推进早筛查、早诊断、早治疗，降低癌症发病率和死亡率，提高患者生存质量。有序扩大癌症筛查范围。 ■ 推广应用常见癌症诊疗规范。 ■ 提升中西部地区及基层癌症诊疗能力。 ■ 加强癌症防治科技攻关。 ■ 加快临床急需药物审评审批。	到 2022 年和 2030 年，总体癌症 5 年生存率分别不低于 43.3% 和 46.6%。

序号	主要任务	主要措施	主要目标
13	实施慢性呼吸系统疾病防治行动	■ 引导重点人群早期发现疾病，控制危险因素，预防疾病发生发展。探索高危人群首诊测量肺功能、40 岁及以上人群体检检测肺功能。加强慢阻肺患者健康管理，提高基层医疗卫生机构肺功能检查能力。	到 2022 年和 2030 年，70 岁及以下人群慢性呼吸系统疾病死亡率下降到 9/10 万及以下和 8.1/10 万及以下。
14	实施糖尿病防治行动	■ 提示居民关注血糖水平，引导糖尿病前期人群科学降低发病风险，指导糖尿病患者加强健康管理，延迟或预防糖尿病的发生发展。 ■ 加强对糖尿病患者和高危人群的健康管理，促进基层糖尿病及并发症筛查标准化和诊疗规范化。	到 2022 年和 2030 年，糖尿病患者规范管理率分别达到 60% 及以上和 70% 及以上。
15	实施传染病及地方病防控行动	■ 引导居民提高自我防范意识，讲究个人卫生，预防疾病。 ■ 充分认识疫苗对预防疾病的重要作用。 ■ 倡导高危人群在流感流行季节前接种流感疫苗。 ■ 加强艾滋病、病毒性肝炎、结核病等重大传染病防控，努力控制和降低传染病流行水平。 ■ 强化寄生虫病、饮水型燃煤型氟砷中毒、大骨节病、氟骨症等地方病防治，控制和消除重点地方病。	到 2022 年和 2030 年，以乡（镇、街道）为单位，适龄儿童免疫规划疫苗接种率保持在 90% 以上。

资料来源：《国务院关于实施健康中国行动的意见》。

2020 年 6 月 1 日，《中华人民共和国基本医疗卫生与健康促进法》实施，"国家实施健康中国战略"写入法律。这标志着"健康中国"建设有了新航向、新坐标、新方位，以人民为中心加快健康中国建设的指导思想、顶层设计和实施路径，正在一步步深化、系统化、具体化。

（二）支持社会办医，"公"与"民"平衡发展

长期以来，中国医疗服务体系主要以政府办医为主，公立医院在人才、技术、设备上都处于绝对优势。随着人民群众多样化、差异化、个性化健康需求持续增长，仅靠公立医院一种模式难以满足。以更开放的心态支持社会办医，不仅是深化医药卫生体制改革的重要举措，还是医疗卫生领域供给侧结构性改革的重要抓手，更是"健康中国"建设的重要内容。近年来，国家从政府支持、区域规划、土地供给、简化准入审批服务、人才支持、设备支持、保险支持等几个层面陆续出台政策支持社会办医（见表 2.3），有效推动了非公医疗机构的快速发展，促进了健康产业的繁荣壮大。

在国家政策的引导下，非公医疗机构得到了迅猛发展，2010—2019 年，民营医院数量逐年递增（见图 2.1），由 6 461 所增至 22 081 所，占所有医院数量比由 31.78% 增长至 65%，超过了公立医院数量。2011—2019 年，民营医院总诊疗量也逐年递增（见图 2.2），由 16 788.2 万人次增长至 27 010 万人次，占所有医院总诊疗量比由 7.69% 增长至 15.29%，成为公立医院服务的重要补充。

表2.3 国家关于"社会办医"的主要指导性文件

序号	时间	发布单位	政策	说明
1	2010年	国家发改委	《关于进一步鼓励和引导社会资本举办医疗机构意见的通知》	明确规定"放宽社会资本举办医疗机构的准入范围","进一步改善社会资本举办医疗机构的执业环境","促进非公立医疗机构持续健康发展",明确指出"民营医院在医保定点、科研立项、职称评定和继续教育等方面,与公立医院享受同等待遇"。
2	2012年	原国家卫生部	《关于确定社会资本举办医院级别的通知》《关于社会资本举办医疗机构经营性质的通知》	进一步落实民营医院与公立医院享受同等待遇的具体政策。
3	2014年	原国家卫计委中医药管理局	《关于加快发展社会办医的若干意见》	提出加大发展社会办医的支持力度,凡是法律法规没有明令禁入的领域,都要向社会资本开放;各级卫生管理部门要完善相关配套支持政策,加快落实非公立与公立医疗机构在设置审批、运行发展等方面同等对待的政策。
4	2015年	国务院办公厅	《关于促进社会办医加快发展若干政策措施的通知》	提出从进一步放宽准入、简化审批流程、促进医疗资源流动与共享、拓宽投融资渠道、优化社会办医政策环境等方面为社会办医疗机构提供便利条件。

	年份	发布部门	政策名称	主要内容
5	2015年	国家卫健委 中医药管理局	《关于促进社会办医加快发展若干政策措施》	1. 进一步放宽准入；2. 拓宽投融资渠道；3. 促进资源流动和共享；4. 优化发展环境。
6	2017年	国务院办公厅	《关于进一步激发社会领域投资活力的意见》	制定社会力量进入医疗领域的具体方案，制定医疗机构设置的跨部门全流程综合审批指引。
7	2017年	国务院办公厅	《关于支持社会力量提供多层次多样化医疗服务的意见》	提出要进一步激发社会领域办医活力，调动社会办医积极性，支持社会力量提供多层次多样化医疗服务。同时，鼓励积极发展个性化就医服务，推动发展多领域融合服务，探索发展特色健康服务产业集聚区，与此同时发展医疗服务领域专业投资机构，并购基金等，加强各类资源整合，支持社会办医疗机构强强联合，优势互补，培育高水平、规模化的医疗集团。
8	2018年	国家发改委 国家卫健委 中医药局等	《关于优化社会办医疗机构跨部门审批工作的通知》	1. 制定社会办医疗机构准入跨部门审批流程和事项清单；2. 进一步简化、优化医疗项目建设相关审批条件；3. 加强跨部门审批过程的工作衔接；4. 提高审批服务水平。
9	2019年	国务院 国家卫健委 人社部等	《关于促进社会办医持续健康规范发展的意见》	严格控制公立医院数量和规模，为社会办医留足发展空间。

资料来源：政府网站。

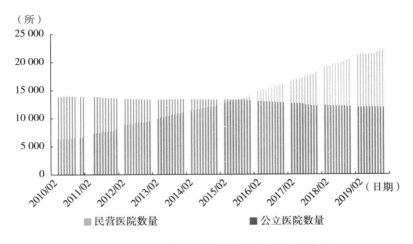

图 2.1　2010—2019 年民营医院、公立医院数量对比

资料来源：Wind。

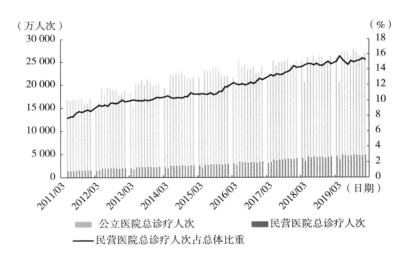

图 2.2　2011—2019 年民营医院与公立医院总诊疗人次对比

资料来源：Wind。

（三）鼓励第三方服务，"主"与"辅"协同发展

传统的公立医院拥有独立的检验、影像、病理等辅助科室且自成体系。一方面，区域性人才、设备、资金重复投入、重复建设，单点综合利用率不高；另一方面，医院与医院间结果不互认、信息不共享，导致患者重复检查、资源重复消耗。随着分级诊疗、医联体等政策的出台和推进，区域资源共享、信息共用等理念逐步达成共识，设立第三方独立医疗机构成为国家和各地政府提高区域医疗服务效率、辅助公立医院业务发展的重要抓手。近年来，国家层面对第三方独立医疗机构进行了分类（见表2.4），包括：医学检验实验室、医学影像诊断中心、病理诊断中心、消毒供应中心、健康体检中心五个医技类第三方医疗机构，以及血液透析中心、安宁疗护中心、中小型眼科医院、康复医疗中心、护理中心五个临床类第三方医疗机构。根据不同类型的第三方独立医疗机构，国家同步出台相关设立标准与管理规范（见表2.5），有效促进了标准化、规范化、快速化建设。据统计，近五年来，中国第三方医疗机构行业市场规模由不到700亿元增至近2 500亿元，年复合增长率超过30%。

国家相关政策明确规定第三方独立医疗机构未来发展方向是"连锁化、集团化发展，与区域内二级以上综合医院建立协作关系，为区域内基层医疗机构提供服务"。可以看出，第三方医疗机构在未来发展过程中将持续发挥"补充"和"辅助"功能，与公立医院形成"主辅结合"的发展格局。在发展模式上，通过连锁

化、集团化实现规模扩张，同时构建规范化、标准化的管理与服务模式，以此形成技术发展优势，提高抗风险能力，提升价格采购优势，降低数据应用成本；在合作模式上，与区域内二级以上综合医院建立协同合作关系，实现技术服务、人才建设、安全监管等持续提升；在服务模式上，发挥第三方独立医疗机构高效、高质、低成本等优势，服务庞大的基层市场需求。在政策利好与需求拉动下，第三方医疗市场规模将持续扩张，并保持高速增长，预计到 2025 年，第三方医疗机构市场规模将突破 5 000 亿元。

表2.4　第三方独立医疗机构分类

类型	序号	名称	定义
医技类第三方医疗机构（通过专业的医疗设备提供检验和诊断等服务）	1	医学检验实验室	指以提供人类疾病诊断、管理、预防和治疗或健康评估的相关信息为目的，对来自人体的标本进行临床检验，包括临床血液与体液检验、临床化学检验、临床免疫检验、临床微生物检验、临床细胞分子遗传学检验和临床病理检验等，并出具检验结果，具有独立法人资质的医疗机构。
	2	医学影像诊断中心	指独立设置的应用 X 射线、CT、磁共振（MRI）、超声等现代成像技术对人体进行检查，出具影像报告的医疗机构，不包括医疗机构内设的医学影像诊断部门。
	3	病理诊断中心	指通过显微镜进行病理形态学观察，运用免疫组化、分子生物学、特殊染色及电子显微镜等技术，结合病人的临床资料，对人体器官、组织、细胞、体液及分泌物等标本做出病理诊断报告的独立设置法人单位，能够承担相应法律责任，不包括医疗机构内设的病理科。

类型	序号	名称	定义
医技类第三方医疗机构（通过专业的医疗设备提供检验和诊断等服务）	4	消毒供应中心	主要承担医疗机构可重复使用的诊疗器械、器具、洁净手术衣、手术单等物品清洗、消毒、灭菌以及无菌物品供应，并进行处理过程的质量控制，出具监测检测结果，实现全程可追溯，保证质量。
	5	健康体检中心	指单独设置的检查人体健康状况、拥有完整的设备和人力、能检查出身体的疾病和健康评估的场所，不包括医疗机构内设的体检部门。
临床类第三方医疗机构（主要提供治疗与照护等服务）	6	血液透析中心	指独立设置的对慢性肾功能衰竭患者进行血液透析治疗的医疗机构，不包括医疗机构内设的血液透析部门。
	7	安宁疗护中心	指为疾病终末期患者在临终前通过控制痛苦和不适症状，提供身体、心理、精神等方面的照护和人文关怀等服务，以提高生命质量，帮助患者舒适、安详、有尊严地离世的医疗机构。
	8	中小型眼科医院	指独立设置的承担眼科相关疾病诊断、治疗和康复的医疗机构。
	9	康复医疗中心	指独立设置的为慢病、老年病及疾病治疗恢复期、慢性期康复患者提供医学康复服务，促进功能恢复或改善，或为身体功能（包括精神功能）障碍人员提供以功能锻炼为主，辅以基础医疗措施的基本康复诊断评定、康复医疗和残疾预防等康复服务，协助患者尽早恢复自理能力、回归家庭和社会的医疗机构。
	10	护理中心	指独立设置的为失能、失智或长期卧床人员提供以日常护理照顾为主，辅以简单医疗措施，提高患者生存质量为基本功能的专业医疗机构。

资料来源：公开信息整理。

表 2.5　国家关于第三方独立医疗机构的主要指导性文件

序号	时间	发布单位	政策	说明
1	2013年	国务院	《国务院关于促进健康服务业发展的若干意见》	首次提到要大力发展第三方服务，引导发展专业的医学检验中心和影像中心，为医疗机构第三方外包服务事业开辟局面。
2	2015年	国务院	《关于推进分级诊疗制度建设的指导意见》	指出要探索设置独立的区域医学检验机构、病理诊断机构、医学影像检查机构、消毒供应机构和血液净化机构，实现区域资源共享，推进同级医疗机构间以及医疗机构与独立检查检验机构间检查检验结果互认。
3	2016年	原国家卫计委	《关于印发血液透析中心基本标准和管理规范（试行）的通知》	鼓励血液透析中心向连锁化、集团化发展，建立规范化、标准化的管理与服务模式。
4	2016年	原国家卫计委	《关于印发病理诊断中心基本标准和管理规范（试行）的通知》	鼓励病理诊断中心向连锁化、集团化发展，建立规范化、标准化的管理与服务模式。
5	2016年	原国家卫计委	《关于印发医学检验实验室基本标准和管理规范（试行）的通知》	鼓励医学检验实验室形成连锁化、集团化，建立规范化、标准化的管理与服务模式。
6	2016年	原国家卫计委	《关于印发医学影像诊断中心基本标准和管理规范（试行）的通知》	鼓励医学影像诊断中心形成连锁化、集团化，建立规范化、标准化的管理与服务模式。
7	2017年	原国家卫计委	《关于修改〈医疗机构管理条例实施细则〉的决定》	新增"医学检验实验室、病理诊断中心、医学影像诊断中心、血液透析中心、安宁疗护中心"5类医疗机构类别。

序号	时间	发布单位	政策	说明
8	2017年	原国家卫计委	新修订的《医疗机构管理条例实施细则》	新增5类独立设置的医疗机构类别，分别为康复医疗中心、护理中心、消毒供应中心、中小型眼科医院、健康体检中心。
9	2017年	原国家卫计委	《关于印发康复医疗中心、护理中心基本标准和管理规范（试行）的通知》	鼓励康复医疗中心、护理中心集团化、连锁化经营，建立规范、标准的管理与服务模式。
10	2018年	国家卫健委	《关于印发医疗消毒供应中心等三类医疗机构基本标准和管理规范（试行）的通知》	鼓励医疗消毒供应中心、健康体检中心、眼科医院连锁化、集团化经营，建立规范、标准的服务与管理模式。

资料来源：政府网站。

（四）拓展"互联网＋"，"虚"与"实"有机结合

中国地域辽阔、人口众多，但仅300多万执业（助理）医师服务14亿多人民群众，医疗资源相对短缺且分布不均，"看病难"问题长期存在。破解之道除了加大执业医师培养数量、优化分级诊疗机制，更需要利用科技进步改善患者与服务的关系。随着互联网的普及，"互联网＋医疗健康"逐渐走进千家万户，"互联网＋医疗""互联网＋医药""互联网＋医保""互联网＋健康管理"等产业也应运而生。近年来，国家陆续出台支持"互联网＋医疗健康"发展的相关政策（见表2.6），依托"实"发展了"虚"，"实"是指实体机构，包括医疗机构、药店药房、医药物流企业、

表 2.6 国家关于"互联网 + 医疗健康"的主要指导性文件

序号	时间	发布单位	政策	说明
1	2005 年	国家食品药品监督管理局	《互联网药品交易服务审批暂行规定》	允许网上药品交易，但只能销售非处方药。
2	2014 年	原国家卫计委	《关于推进医疗机构远程医疗服务的意见》	首次开放 B2C 业务。
3	2015 年	国家发展改革委办公厅、原国家卫计委	《关于同意在宁夏、云南等 5 省区开展远程医疗政策试点工作的通知》	要求试点省份"研究将远程医疗费用纳入基本医疗保险统筹基金和新农合报销范围"。
4	2018 年	国务院办公厅	《国务院办公厅关于促进"互联网 + 医疗健康"发展的意见》	确定了健全"互联网 + 医疗健康"服务体系的目标，明确提出鼓励医疗机构应用互联网等信息技术拓展医疗服务空间和内容；允许依托医疗机构发展互联网医院；支持开展远程医疗、健康咨询、健康管理服务；逐步将符合条件的互联网诊疗服务纳入医保支付范围；完善医师多点执业政策，鼓励执业医师开展"互联网 + 医疗健康"服务。
5	2018 年	国家卫健委、中医药管理局	《关于深入开展"互联网 + 医疗健康"便民惠民活动的通知》	加快推进智慧医院建设，运用互联网信息技术，改造优化诊疗流程，贯通诊前、诊中、诊后各环节，改善患者就医体验。

序号	年份	发布部门	政策名称	主要内容
6	2018年	国家卫健委	《互联网诊疗管理办法（试行）》《互联网医院管理办法（试行）》《远程医疗服务管理规范（试行）》	制定了互联网医院基本标准，明确了互联网诊疗活动的准入程序、执业规则和监管措施，进一步表明了国家发展"互联网＋医疗健康"的决心。将进一步规范、促进医疗机构拓展医疗服务空间，服务时间及辐射面向的广度。
7	2019年	国家卫健委	《关于开展"互联网＋护理服务"试点工作的通知》	对"互联网＋护理服务"进行了标准制定和业务规范，完善了风险防控体系。
8	2019年	国家医保局	《关于完善"互联网＋"医疗服务价格和医保支付政策的指导意见》	服务价格形成机制，明确"互联网＋"医疗服务的医保支付政策。
9	2020年	国家医保局、国家卫健委	《关于推进新冠肺炎疫情防控同开展"互联网＋"医保服务的指导意见》	要求将符合条件的"互联网＋"医疗服务费用纳入医保支付范围。
10	2020年	国家卫健委、国家医保局、中医药管理局	《关于深入推进"互联网＋医疗健康""五个一"服务行动的通知》	提出在全行业深化"五个一"服务行动：①推进"一体化"共享服务，提升便捷化、智能化、人性化服务水平；②推进"一码通"融合服务，破除多码并存互不通用信息壁垒；③推进"一站式"结算服务，完善"互联网＋"医疗在线支付工作；④推进"一网办"政务服务，化解办事繁难问题；⑤推进"一盘棋"抗疫情服务，加强常态化疫情防控信息技术支撑。

资料来源：政府网站。

保险机构等，也指在实体机构中提供相关服务的从业人员；"虚"是指互联网与实体机构建立起来的新型联动业态、联动模式、联动机制。可以说"实"与"虚"是一个有机整体，有了"实"的基础才能发展"虚"，有了"虚"的发展才能促进"实"。有关数据显示，截至2020年6月底：供给端互联网医院数量达到近600家，平安好医、阿里健康、京东健康、微医、春雨医生、丁香园、企鹅杏仁、好药师等一批"互联网＋医疗健康"类企业被市场认可；需求端互联网医疗用户规模接近5亿人，且保持高速增长态势。

（五）推进审批制度改革，由"仿"带"创"

药品医疗器械审评审批中存在诸多问题，如注册申请资料质量不高，审评过程中需要多次补充完善，严重影响审评审批效率；仿制药重复建设、重复申请，市场恶性竞争，部分仿制药质量与国际先进水平存在较大差距；临床急需新药的上市审批时间过长，药品研发机构和科研人员不能申请药品注册，影响药品创新的积极性等。针对上述问题，近年来国家陆续出台政策（见表2.7），加大了药品器械审批制度改革力度，其中，对于健康产业，特别是医药、医疗器械产业发展方面，包括以下三点。

一是仿制药质量一致性评价。对已经批准上市的仿制药，按与原研药品质量和疗效一致的原则，分期分批进行质量一致性评价。要求化学药品新注册分类实施（2016年3月4日）前批准上市的仿制药，凡未按照与原研药品质量和疗效一致原则进行审

表 2.7 国家关于药品器械审批的主要指导性文件

序号	时间	发布单位	政策	说明
1	2014 年	国务院	《药品医疗器械审评审批制度综合改革方案（征求意见稿）》	要求提高审评审批质量与速度、健全审评审批体系与服务功能，并未对审评审批透明度、仿制药、新药等内容进行相关规定。
2	2015 年	国务院	《关于改革药品医疗器械审评审批制度的意见》	明确提高审评审批质量，解决注册申请积压，提高仿制药质量，鼓励研究和创制新药，提高审评审批透明度的发展目标。
3	2016 年	国务院	《关于开展仿制药质量和疗效一致性评价的意见》	标志中国仿制药质量和疗效一致性评价工作全面展开。
4	2017 年	国家药品监督管理局	《医疗器械标准管理办法》	明确医疗器械标准的分类依据及种类、明确医疗器械标准制修订的程序、建立标准复审制度。
5	2017 年	中共中央、国务院	《关于深化审评审批制度改革鼓励药品医疗器械创新的意见》	促进药品医疗器械产业结构调整和技术创新，提高产业竞争力，加快上市审评审批。
6	2019 年	全国人大	《中华人民共和国药品管理法》	鼓励研制和创制新药，为深入推进药品领域改革奠定了更为坚实的法律基础。提出了药品上市许可持有人制度。

资料来源：政府网站。

批的，均须开展一致性评价。国家基本药物目录（2012 年版）中，2007 年 10 月 1 日前批准上市的化学药品仿制药口服固体制剂，应在 2018 年年底前完成一致性评价，其中需开展临床有效性试验和存在特殊情形的品种，应在 2021 年年底前完成一致性评价；逾期未完成的，不予再注册。

二是上市许可持有人制度。允许药品研发机构和科研人员申请注册新药，在转让给企业生产时，只进行生产企业现场工艺核查和产品检验，不再重复进行药品技术审评。同意药品上市许可持有人可以自行生产药品，也可以委托药品生产企业生产；可以自行销售其取得药品注册证书的药品，也可以委托药品经营企业销售。明确药品上市许可持有人对药品的非临床研究、临床试验、生产经营、上市后研究、不良反应监测及报告与处理等承担责任。同时，允许医疗器械研发机构和科研人员申请医疗器械上市许可。

三是加快药品医疗器械审评审批。对治疗严重危及生命且尚无有效治疗手段的疾病以及公共卫生方面等急需的药品医疗器械，临床试验早期、中期指标显示疗效并可预测其临床价值的，可附带条件批准上市。鼓励新药和创新医疗器械研发，对国家科技重大专项和国家重点研发计划支持以及由国家临床医学研究中心开展临床试验并经中心管理部门认可的新药和创新医疗器械，给予优先审评审批。罕见病治疗药品医疗器械注册申请人可提出减免临床试验的申请。对境外已批准上市的罕见病治疗药品医疗器械，可附带条件批准上市。

经研究，仿制药质量一致性评价，可防止"以次充好""重包装不重疗效""虽安全但无效"等乱象出现，有利于提高药品质量安全，也有利于带动医药产业升级换代；上市许可持有人制度破解了长期以来上市许可与生产许可"捆绑制"困局，有利于产品研发者充分体现其专业、技术、知识产权的经济价值，势必激发全行业创新活力；加快药品医疗器械审评审批，不因烦琐的审批流程和漫长的审批时间增加产品成本、降低产品价值，有利于价值产品最快进入市场、服务群众。

（六）深化采购制度改革，由"高"到"低"

2018 年 5 月，国家医保局正式挂牌，11 月即印发《国家组织药品集中采购试点方案》。2019 年 1 月至 2 月，陆续印发《国家组织药品集中采购和使用试点方案》《关于做好国家组织药品集中采购中选药品临床配备使用工作的通知》《关于国家组织药品集中采购和使用试点医保配套措施的意见》。2019 年 7 月，国家医保局召开"4+7"带量采购全国推进会议，明确选择北京、天津、上海、重庆、沈阳、大连、厦门、广州、深圳、成都、西安 11 个试点城市，从通过质量和疗效一致性评价的仿制药对应的通用名药品中遴选品种，国家组织药品集中采购和使用，即在药品集中采购过程中开展招投标或谈判议价时明确采购数量，让企业针对具体的药品数量报价。此行为可以理解为大型"团购"，即明确采购量，低价者中标，起到以量换价的作用，降低采购药品的价格，以达到中标企业可以获得巨大销量降低生产成本和推广费用、医保局降低医保费用支出、患者降低药费支出三方共赢的效果。同年5月，中央深改委审议通过《治理高值医用耗材改革方案》，高值耗材领域的集中带量采购制度改革也同步加快。

2020年年底，第三批国家组织药品集中采购工作落地，共纳入56个品种，数量接近前两批之和。第三批共有189家企业参加报价，产生拟中选企业125家，拟中选药品品规191个，平均降价53%，最高降幅超过95%。从价格降幅上看，此次价格降幅基本延续"4+7"带量采购（平均降幅52%）和第二批带量采购（平均降幅53%）。大幅度降价会给医药企业带来重大冲击，中标企业可以迅速占有大量市场份额，但必须付出最低价格的代价，盈利空间大幅缩小。非中标企业的市场占有率大幅下降，业绩受影响，面临销售模式转型问题，部分创新能力较弱的企业将面临生存问题。未来随着药品集中采购面的扩大，药品集约化生产将成为必然趋势，药品创新型发展将成为主流方向。

（七）完善养老体系建设，由"点"及"面"

近年来，以居家为基础、社区为依托、机构为支撑的养老服务体系初步建立，老年消费市场初步形成，但养老服务和产品供给不足、市场发育不健全、城乡区域发展不平衡等问题依然存在。2019年我国60岁及以上老年人口达到2.54亿人，预计到2050年将接近5亿人，社会养老保障任务十分艰巨。为此，国家层面共出台涉老专项规划22部（主要规划见表2.8），民政部及相关部门

表 2.8 国家关于养老服务的主要指导性文件

序号	时间	发布单位	政策	说明
1	2013 年	国务院	《关于加快发展养老服务业的若干意见》	要求加快养老服务业发展，建成以居家为基础、社区为依托、机构为支撑的养老服务体系。
2	2014 年	国家发改委等十部委	《关于加快推进健康与养老服务工程建设的通知》	提出每千名老年人拥有养老床位数达 35～40 张。
3	2015 年	民政部等十部委	《关于鼓励民间资本参与养老服务业发展的实施意见》	鼓励民间资本参与养老服务，支持民间资本参与养老产业发展。
4	2015 年	国务院	《关于推进医疗卫生与养老服务相结合的指导意见》	建立医养结合政策体系、标准规范和管理制度。
5	2015 年	国家发改委、民政部、全国老龄办	《关于进一步做好养老服务业发展有关工作的通知》	督促落实养老服务业发展政策，切实加大养老服务体系投入力度，培育一批产业链长、覆盖领域广、经济社会效益显著的养老示范企业。
6	2016 年	中国人民银行等五部门	《关于金融支持养老服务业加快发展的指导意见》	推动金融资源向养老服务领域配置和倾斜。
7	2016 年	国务院办公厅	《关于全面放开养老服务市场提升养老服务质量的若干意见》	对养老服务业 "放管服" 改革做出新部署，明确重点任务施工图和时间表。
8	2017 年	工信部、民政部、原国家卫计委	《智慧健康养老产业发展行动计划（2017—2020 年）》	建立 100 个以上智慧健康养老应用示范基地，培育 100 家具有示范引领作用的行业领军企业，打造一批智慧健康养老服务品牌。

续表

序号	时间	发布单位	政策	说明
9	2017年	民政部、国家标准委	《养老服务标准体系建设指南》	鼓励养老服务机构和组织制定高于国家标准、具有竞争力的企业标准,推进养老服务机构和组织制定的企业标准明确公开制度。
10	2018年	全国人大常委会	《中华人民共和国老年人权益保障法》	取消养老机构设立许可制度,进一步释放改革活力,强化综合服务监管,推动养老服务业发展。
11	2019年	国务院办公厅	《关于推进养老服务发展的意见》	深化放管服政策,拓宽养老服务投融资渠道,发展养老服务体系。
12	2019年	民政部	《关于进一步扩大养老服务供给促进养老服务消费的实施意见》	明确推动建立保险、福利和救助相衔接的长期照护保障制度,还提出要发挥商业保险保障作用,大力发展商业养老保险,有效提高老年人综合消费支付能力,同时要切实降低养老服务成本。
13	2019年	人社部、民政部	《养老护理员国家职业技能标准》	强调养老服务人员的培育和相关服务技能的标准。
14	2019年	卫健委等八部门	《关于建立完善老年健康服务体系的指导意见》	构建包括健康教育、预防保健、疾病诊治、康复护理、长期照护、安宁疗护的综合连续,覆盖城乡的老年健康服务体系。
15	2020年	国家医保局	《关于扩大长期护理保险制度试点的指导意见》(征求意见稿)	长护险有望成为社保"第六险",为失能老人体面养老提供保障。

资料来源:政府网站。

配套出台具体指导性文件 50 多份，涵盖了养老服务各个领域，养老服务业成为国民经济和社会发展的重要组成部分。

特别值得关注的是，推动居家、社区和机构养老融合发展一直是国家所需、产业所向。一方面，各省区市政府将更加注重养老服务发展设计，加大长期照护服务体系建设，从"点"走向"面"；另一方面，地产、保险、医疗、文化、旅游、互联网、健康、体育、农业、教育、娱乐、康复辅具等产业的融合速度持续加快，精细化的"点"和广众化的"面"两方市场成为很多跨界企业的深耕领域。

（八）推行商业健康保险，"基"与"商"互补

新中国成立以来，长期实行的是公费劳保医疗保障制度。1998 年，国家针对城市从业居民建立城镇职工基本医疗保险制度；2003 年，国家针对农村居民建立新农合制度、农村医疗救助制度；2005 年，建立城市医疗救助制度；2007 年，针对城市非从业居民建立城镇居民基本医保制度。至此，中国覆盖城乡的基本医保和医疗救助制度全面建立。截至 2008 年，中国三项基本医保制度总参保人数达到 11.33 亿人，当年基本医保参保率达到 85%。2009 年，《中共中央　国务院关于深化医药卫生体制改革的意见》发布，启动中国医改大幕，明确"加快建立和完善以基本医疗保障为主体，其他多种形式补充医疗保险和商业健康保险为补充，覆盖城乡居民的多层次医疗保障体系"，标志着商业健康保险发展进入快车

道，逐步成为医疗保障体系中的重要组成部分。

近年来，国家陆续出台相关政策（见表2.9），大力推进商业健康保险发展，有效调动社会资源参与医保体系建设，使基本医保体系承受的压力得以释放，起到医疗保障体系"风险控制稳定器"和"风险调节安全阀"的作用。在此期间，保险公司也充分发挥商业健康保险联系广大客户和医疗机构、健康管理机构、护理机构的独特作用，成为基本医保社会化运作的积极参与者、个人和家庭商业健康保障计划的主要承担者、企业商业健康保障计划的重要提供者、健康服务业快速发展的有力促进者，走出了一条健康保险姓"保"、姓"健"的科学之路。根据银保监会数据，商业健康险规模从2000年的65亿元持续增长至2019年的7 066亿元，提升超过108倍，2019年同比增长29.70%，年均复合增长率达到28%（见图2.3）。

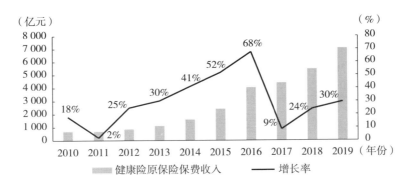

图2.3　2010—2019年健康险原保险保费收入及增长率

资料来源：Wind。

表 2.9 国家关于商业健康保险的主要指导性文件

序号	时间	发布单位	政策	说明
1	2012 年	发改委、原卫生部等六部门	《关于开展城乡居民大病保险工作的指导意见》	利用商业保险机构的专业优势，支持商业保险机构承办大病保险，发挥失常机制作用，提高大病保险的运作效率、服务水平和质量。
2	2014 年	国务院	《关于加快发展现代保险服务业的若干意见》	将商业健康保险定位为社会保障体系的重要支柱。
3	2014 年	国务院办公厅	《关于加快发展商业健康保险的若干意见》	将商业健康保险定位为在深化医药卫生体制改革、发展健康服务业、促进经济提质增效升级中发挥"生力军"的作用。
4	2015 年	国务院办公厅	《关于全面实施城乡居民大病保险的意见》	对商业保险机构承办大病保险的保费收入，按现行规定免征业税，免征保险业务监管费。
5	2019 年	银保监会	《健康保险管理办法》	将健康保险定位为国家多层次医疗保障体系的重要组成部分。
6	2020 年	银保监会、国家医保局等十三部门	《关于促进社会服务领域商业保险发展的意见》	1. 坚持健康保险保障属性，用足用好商业健康保险个人所得税优惠政策；2. 鼓励商业保险机构经办基本医保、医疗救助等，提供优质服务。

资料来源：政府网站。

（九）实施证券发行注册制，"宽"与"严"并济

为进一步落实创新驱动发展战略，增强资本市场对提高中国关键核心技术创新能力的服务水平，促进高新技术产业和战略性新兴产业发展，2019 年 1 月，证监会印发《关于在上海证券交易所设立科创板并试点注册制的实施意见》，明确在上海证券交易所设立科创板并试点注册制。2019 年 12 月，第十三届全国人大常委会第十五次会议审议通过了修订后的《中华人民共和国证券法》（2020 年 3 月 1 日起施行），明确全面推行证券发行注册制度。2020 年 6 月，证监会印发《创业板首次公开发行股票注册管理办法（试行）》《创业板上市公司证券发行注册管理办法（试行）》《创业板上市公司持续监管办法（试行）》《证券发行上市保荐业务管理办法》，系列规范性政策文件的出台标志着中国证券发行注册制的全面推开。

以科创板为例，自推行注册制以来，截至 2020 年年底，累计 215 家公司登陆科创板。综合分析，有以下特点。

一是产业聚焦。重点支持新一代信息技术、高端装备、新材料、新能源、节能环保以及生物医药等高新技术产业和战略性新兴产业。

二是上市标准多。设立了五个标准：1. 预计市值不低于人民币 10 亿元，最近两年净利润均为正且累计净利润不低于人民币 5 000 万元，或者预计市值不低于人民币 10 亿元，最近一年净利润为正且营业收入不低于人民币 1 亿元；2. 预计市值不低于人民

币 15 亿元，最近一年营业收入不低于人民币 2 亿元，且最近三年累计研发投入占最近三年营业收入的比例不低于 15%；3. 预计市值不低于人民币 20 亿元，最近一年营业收入不低于人民币 3 亿元，且最近三年经营活动产生的现金流量净额累计不低于人民币 1 亿元；4. 预计市值不低于人民币 30 亿元，且最近一年营业收入不低于人民币 3 亿元；5. 预计市值不低于人民币 40 亿元，主要业务或产品需经国家有关部门批准，市场空间大，目前已取得阶段性成果，并获得知名投资机构一定金额的投资。

三是审批速度快。审核时限为自受理发行上市申请文件之日起，交易所审核和中国证监会注册的时间总计不超过三个月。挂牌公司数量从"0 到 100"，用时 283 天，从"100 到 200"，用时 222 天。

四是市场化程度高。允许满足条件的未盈利企业、特殊股权结构企业、红筹企业在科创板上市。

五是生物医药备受关注。第五套上市标准被社会认为专门为医药生物企业设立，特别是对创新药企业产生了巨大吸引力。

六是退市制度严格。科创板股票退市将是直接终止上市，不再有暂停上市、恢复上市、重新上市的机会，建立了"上市容易、退市更容易"的优胜劣汰机制。

据统计，截至 2020 年年底，登陆科创板的企业中，属于医疗健康行业的有 45 家公司（见表 2.10），占比 20.9%，超过 1/5。其中，泽璟制药（688266）、百奥泰（688177）、前沿生物（688221）、神州细胞（688520）、君实生物（688180）、康希诺（688185）、艾力斯（688578）7 家非营利性生物医药企业采取第五套标准过会。医疗健康类上市企业数量之多、速度之快，绝无仅有。可以看出，科创板的开通为投入大、周期慢且技术门槛较高的医疗健康企业提供了融资渠道，将有力推动医药、医疗器械行业创新发展。一方面，有利于改善技术研发投入"小马拉大车"的现状，促进健康产业走向重研发、谋创新之路；另一方面，有利于企业关注长远规划和可持续价值发展，在发展的关键时期得到资本市场支持，避免创新药等企业因周期长导致资金短缺的问题。

表 2.10　医疗健康行业科创板上市企业（截至 2020 年年底）

序号	证券简称	证券代码	首发上市日	主营业务
1	南微医学	688029.SH	2019-07-22	微创医疗器械研发、制造和销售。
2	心脉医疗	688016.SH	2019-07-22	主动脉及外周血管介入医疗器械研发、生产及销售。
3	微芯生物	688321.SH	2019-08-12	新药开发并申请上市。
4	热景生物	688068.SH	2019-09-30	体外诊断试剂及仪器研发、生产和销售。
5	海尔生物	688139.SH	2019-10-25	为生物样本库、药品与试剂安全、血液安全、疫苗安全、生命科学实验室等五大应用场景提供低温存储解决方案。
6	申联生物	688098.SH	2019-10-28	兽用生物制品研发、生产、销售。
7	赛诺医疗	688108.SH	2019-10-30	高端介入医疗器械的研发、生产和销售。
8	昊海生科	688366.SH	2019-10-30	应用生物医用材料技术和基因工程技术进行医疗器械和药品研发、生产和销售。

序号	证券简称	证券代码	首发上市日	主营业务
9	美迪西	688202.SH	2019-11-05	生物医药临床前综合研发服务 CRO（生物医药研发外包），服务涵盖药物发现、药学研究以及临床前研究。
10	普门科技	688389.SH	2019-11-05	治疗与康复产品、体外诊断设备及配套试剂的研发、生产和销售。
11	华熙生物	688363.SH	2019-11-06	微生物发酵法生产透明质酸技术研发、产业化。
12	博瑞医药	688166.SH	2019-11-08	高技术壁垒的医药中间体、原料药和制剂产品的研发和生产。
13	祥生医疗	688358.SH	2019-12-03	超声医学影像设备的研发、制造和销售。
14	硕世生物	688399.SH	2019-12-05	体外诊断试剂、配套检测仪器等体外诊断产品的研发、生产、销售及服务。
15	佰仁医疗	688198.SH	2019-12-09	动物源性植介入医疗器械研发与生产。
16	嘉必优	688089.SH	2019-12-19	多不饱和脂肪酸 ARA、藻油 DHA 及 SA、天然 β-胡萝卜素等多个系列产品的研发、生产与销售。
17	特宝生物	688278.SH	2020-01-17	重组蛋白质及其长效修饰药物研发、生产及销售。
18	洁特生物	688026.SH	2020-01-22	生物实验室耗材的研发、生产、销售。
19	泽璟制药-U	688266.SH	2020-01-23	肿瘤、出血及血液疾病、肝胆疾病等多个治疗领域的新药研发。
20	东方生物	688298.SH	2020-02-05	体外诊断产品研发、生产与销售。
21	百奥泰-U	688177.SH	2020-02-21	创新药和生物类似药研发。
22	南新制药	688189.SH	2020-03-26	重大疾病、突发性疾病新药和特效药的研发、产业化。

序号	证券简称	证券代码	首发上市日	主营业务
23	三友医疗	688085.SH	2020-04-09	医用骨科植入耗材的研发、生产与销售。
24	成都先导	688222.SH	2020-04-16	DNA 编码化合物库技术潜心研究与创造、原创新药的早期链段研发。
25	吉贝尔	688566.SH	2020-05-18	化学药品制剂、中成药制剂、原料药的研发、生产、销售。
26	复旦张江	688505.SH	2020-06-19	皮肤性病治疗和抗肿瘤治疗领域的创新研究、开发、生产与销售。
27	神州细胞 -U	688520.SH	2020-06-22	恶性肿瘤、自身免疫性疾病、感染性疾病和遗传病等多个治疗和预防领域的生物药产品研发、产业化。
28	天智航 -U	688277.SH	2020-07-07	骨科手术机器人的研发、生产、销售与服务。
29	君实生物 -U	688180.SH	2020-07-15	创新单克隆抗体药物和其他治疗性蛋白药物的研发、产业化。
30	艾迪药业	688488.SH	2020-07-20	艾滋病、炎症以及恶性肿瘤等严重威胁人类健康的重大疾病领域创新性化学药物以及人源蛋白产品的研发和销售。
31	伟思医疗	688580.SH	2020-07-21	电刺激、磁刺激、电生理等技术平台康复医疗器械研发与销售。
32	三生国健	688336.SH	2020-07-22	创新型治疗性抗体药物研发、产业化。
33	爱博医疗	688050.SH	2020-07-29	眼科医疗器械的自主研发、生产与销售。
34	康希诺 -U	688185.SH	2020-08-13	创新型疫苗研发、生产与销售。
35	安必平	688393.SH	2020-08-20	体外诊断试剂和仪器的研发、生产和销售。
36	键凯科技	688356.SH	2020-08-26	医用药用聚乙二醇及其活性衍生物的研发、生产与销售。

序号	证券简称	证券代码	首发上市日	主营业务
37	圣湘生物	688289.SH	2020-08-28	诊断试剂和仪器的研发、生产、销售及第三方医学检验服务。
38	苑东生物	688513.SH	2020-09-02	化学原料药和化学药制剂的研发、生产与销售。
39	奕瑞科技	688301.SH	2020-09-18	数字化 X 线探测器研发、生产、销售与服务。
40	科前生物	688526.SH	2020-09-22	兽用生物制品研发、生产、销售及动物防疫技术服务。
41	天臣医疗	688013.SH	2020-09-28	高端外科手术吻合器研发创新和生产销售。
42	前沿生物 -U	688221.SH	2020-10-28	具有重大临床需求的创新药研究、开发、生产及销售。
43	艾力斯 -U	688578.SH	2020-12-02	肿瘤治疗领域首创药物（First-in-class）和同类最佳药物（Best-in-class）研发。
44	科兴制药	688136.SH	2020-12-14	重组蛋白药物和微生态制剂的研发、生产、销售一体化。
45	悦康药业	688658.SH	2020-12-24	心脑血管、消化系统、抗感染、内分泌以及抗肿瘤等 12 个用药领域的研发与生产。

资料来源：Wind。

二、市场"无形之手"微观调节

（一）细分领域释放"大海"需求，催生"大鱼"企业

医疗卫生的支出水平是衡量国家公共福利水平的一个重要因素，也是健康产业现有市场规模的表现。根据WHO《2019世界卫生统计报告》，各国卫生保健费用占GDP比重如下：美国17.1%、瑞士12.2%、巴西11.8%、法国11.5%、德国11.1%、日本10.9%、英国9.8%、中国5.0%，全球平均6.6%，健康服务业已被国际经济学界确定为"无限广阔的兆亿产业"。可以看出中国健康产业市场与其他国家还存在很大差距，也有很大的发展空间。《"健康中国2030"规划纲要》指出，2030年中国健康产业规模将达到16万亿元。这表明健康产业2015—2030年市场规模预计将翻两番，由3.8万亿元增至16万亿元。

有关机构预测，除了传统医疗服务、医疗器械、医药生物板块的市场规模逐年递增外，一些新兴领域市场规模也将不断扩大。

如养老产业：以每位老人每年消费 1 万元计算，目前养老产业市场规模超过 2 万亿元，未来仍有 2 万亿元的增长空间；健康管理产业：市场潜在规模大约 600 亿元，现阶段仅为 30 亿元左右，超过 500 亿元市场空缺有待填补，健康管理产业未来发展空间巨大；商业医保产业：作为朝阳产业，随着医疗信息化水平的提高，市场规模将达到千亿级别，预计"十四五"末有望达 1.5 万亿元；医美产业：2019 年市场规模已达到 1 100 亿元，并保持 15% 的年复合增长率，非手术医疗美容增速达到 18.9%；在线医疗产业：目前已突破 500 亿元且呈几何级数增长态势；养生旅游产业：作为大健康产业和旅游产业的复合型产业，2020 年市场规模在 1 000 亿元左右，年复合增长率有望达到 20%；智慧医疗产业：2020 年市场规模约 1 000 亿元，年复合增长率在 30% 左右；康复医疗产业：2020 年市场规模约 700 亿元，年复合增速不低于 20%；医药电商产业：2020 年市场规模超过 1 100 亿元，年均复合增长率达到 50% 以上。

如此大的市场规模构建了高天花板，对于细分领域企业发展给予了充分的发展空间。从 A 股上市公司来看，市值超过 100 亿元的企业有 153 家，超过 500 亿元的企业有 35 家，超过 1 000 亿元的企业有 11 家（见表 2.11）。千亿市值的企业已经成为健康产业细分领域的标杆，其主营构成排名第一的业务占比较高，属于细分领域中的细分赛道，表明"涓流也可变大海""小产品也可做出大市场"。对比海外知名企业，如强生（市值约 4 000 亿美元）、联合健康（市值约 3 200 亿美元）、罗氏（市值约 2 900 亿美元）、辉瑞（市值约 2 300 亿美元）、默克集团（市值约 2 100 亿美元）、默沙东（市值约 2 100 亿美元）、雅培制药（市值约 1 900 亿美元）、艾伯维（市值约 1 900 亿美元）、诺和诺德（市值约 1 600 亿美元）、礼来公司（市值约 1 500 亿美元）、美敦力（市值约 1 500 亿元）、阿斯利康（市值约 1 400 亿美元）等诸多万亿级企业，中国健康产业类企业发展前景无限广阔。随着 14 亿中国人口健康消费市场的不断扩大，中国健康产业类企业市值突破万亿指日可待，各细分领域细分赛道的企业发展想象空间无限。

表 2.11　中国 A 股千亿市值级医疗健康企业

序号	证券代码	证券简称	主营构成
1	600276.SH	恒瑞医药	抗肿瘤：45.41%；麻醉：23.64%；其他：16.9%；造影剂：13.87%；其他业务：0.18%。
2	300760.SZ	迈瑞医疗	生命信息与支持类产品：38.3%；体外诊断类产品：35.12%；医学影像类产品：24.4%；其他产品：1.96%；其他业务：0.22%。
3	300015.SZ	爱尔眼科	医疗服务 - 准分子手术：35.34%；视光服务：19.32%；医疗服务 - 白内障手术：17.62%；医疗服务 - 眼前段手术：11.08%；其他病种项目：9.51%；医疗服务 - 眼后段手术：6.97%；其他业务：0.16%。
4	603259.SH	药明康德	中国区实验室服务：50.29%；小分子新药工艺研发及生产业务：29.15%；美国区实验室服务：12.14%；其他 CRO 服务：8.26%；其他业务：0.16%。
5	300122.SZ	智飞生物	代理产品 - 二类疫苗：86.79%；自主产品 - 二类疫苗：12.5%；其他业务：0.71%；治疗性生物制品：0.12%。

续表

序号	证券代码	证券简称	主营构成
6	000661.SZ	长春高新	基因工程药品/生物类药品：78.97%；房地产：12.98%；中成药：7.86%；咨询服务业务：0.19%。
7	600436.SH	片仔癀	医药商业：48.71%；肝病用药：38.11%；日用品、化妆品销售：11.1%；其他医药商业：0.52%；感冒用药：0.4%；其他业务：0.29%；呼吸系统用药：0.26%；食品：0.19%；皮肤病用药：0.17%；肛肠科用药：0.13%；骨伤科用药：0.07%；心血管用药：0.04%；妇产科用药：0.02%。
8	000538.SZ	云南白药	批发零售（药品）：62.53%；工业产品（自制）：37.16%；其他业务：0.27%；其他：0.02%；农产品：0.01%。
9	600196.SH	复星医药	药品制造与研发：76.14%；医学诊断与医疗器械：13.07%；医疗服务：10.63%；其他业务：0.15%。
10	300347.SZ	泰格医药	临床研究相关咨询服务：51.6%；临床试验技术服务：48.04%；其他业务：0.36%。
11	300601.SZ	康泰生物	自主产品－二类疫苗：95.03%；自主产品－一类疫苗：4.92%；其他业务：0.05%。

资料来源：Wind。

（二）资源利用激发"再造"功能，催生"全新"业态

传统上，市场需求对资源配置和利用起到重要作用，随着产品、工艺、功能、产业链等不断发展，在利用资源的过程中，相关业态发展产生化学反应，逐步由"量变"走向"质变"，"再造"功能不断彰显。

第一，从产品端来看，市场需要更好的产品，企业通过创新可以创造更好的产品，不断推陈出新，实现产品迭代。在健康产业里较有代表性的企业如海尔集团，1984年从青岛电冰箱总厂起家，逐步发展为冰箱、洗衣机、冷柜、热水器、燃气灶、酒柜等综合型家电企业，品牌零售量多年蝉联全球第一。但随着同业同质化竞争加剧，白色家电出现销量大、利润小的问题，海尔把冰箱产品进行"再造"，针对低温冰箱系列化产品关键技术及产业化进行研究，实现低温保存箱系列产品的产业化，产生显著的经济社会效益，获得国家科技进步二等奖，成为中国医用低温制冷行业唯一获得国家科技进步奖的企业。截至2019年5月31日，海尔生物及其子公司合计拥有专利187项（含发明专利32项）。在血液安全领域，创新血库前移模式，通过分布式智能血液存储管理，以即需即取、即取即用的方式减少血液审批与取用血时间，避免浪费；在疫苗安全领域，创新智慧疫苗接种方案，实现精准取苗零差错、问题疫苗秒冻结、追溯接种全过程，疫苗、接种、医护人员信息三合一；在生物样本库领域，通过低温存储与物联网相结合，实现人、机、样本实时交互，实现样本存储温度、设备运行状态有效监控，生物样本存取精准定位、准确复核。2019年10月，海尔生物成功登陆科创板，成为一家面向全球市场，为生物样本库、血液安全、疫苗安全、药品及试剂安全等场景提供低温存储解决方案的供应商。同样是冰箱，从家庭消费走向医疗行业是企业不断创新的结果，更体现出市场资源再利用的魅力。

　　第二，从工艺端来看，市场需要更好的工艺，需要性能和效率更高的生产工艺替代原来的旧工艺，提高生产力，配合产品迭代。较有代表性的企业如药明康德，成立于2000年，面向全球制药公司、生物技术公司以及医疗器械公司提供全方位的实验室研发和研究生产服务，服务范围贯穿从小分子药物发现到推向市场的全过程，以及细胞治疗和基因治疗从产品开发到商业化生产服务、医疗器械测试服务等。随着药明康德承担的业务量递增，其研发能力不断提升，在医药、医疗器械多个细分领域均有涉猎。其中，起初为客户提供细胞系培育和蛋白质分析服务的团队，经过多年发展，业务扩大到生物新药发现、生物新药开发、生物检测以及GMP（生产质量管理规范）生产，并从药明康德大分子药物CRO/CMO业务中分拆，相继推出首个无须干扰素就能高效治愈丙肝的直接抗病毒药物、首个优先在中国获批的"first-in-class"（同类最优）创新药、首个以中国药品上市许可持有人制度上市的创新药、首个在美国获批的中国原创抗癌新药，2017年正式在香港交易所上市并成功跻身年度十佳IPO（首次公开募股）。由此可见，生产工艺升级必然带来创新产品的产生，必然能够再造全新业态企业。

　　第三，从功能端来看，市场需要更齐备的功能服务，除了传统功能外，还需要向其外延逐步拓展。较有代表性的企业如京东，成立于1998年，2004年进入电商领域，目前是中国最大的自营式电商企业，业务涵盖线上零售、物流、金融与数字科技等领域，汇聚近4亿客户，同时通过全国700多个仓库和17万余配送人员，构建了自营体系下较强的供应链能力。在庞大的客户群和优质的配送能力基础上，2019 年 5 月，京东健康独立运营，陆续布局医药健康电商、互联网医疗、健康服务、智慧解决方案四个业务板块，逐步完善"互联网 + 医疗健康"的产业布局。2020 年 12 月，京东健康在香港交易所上市，上市当天市值超过 3 500 亿港元。京东健康的缔造源于背靠京东集团，复用物流、客服、流量、营销基础设施，京东大药房拥有极高的配送时效性，50% 的药品订单次日达，非药品类满足"211"时效，基于京东物流智能温度监控平台等信息系统的自营冷链药品服务模式，保证冷链药品的安全稳定。可以看出，当企业形成一定规模，在功能的拓展上具有极强的赋能性，也易被市场所接受。

第四，从产业链端来看，市场推动产业链上下游融合发展，促进低级产业链分工向高级产业链分工转变。在健康产业里，较有代表性的企业如华大基因，成立于 2010 年，主营业务为通过基因检测、质谱检测、生物信息分析等多组学大数据技术手段，在生育健康、感染防控服务、肿瘤防控及转化医学、多组学大数据服务、合成和精准医学检测等方面，为 C 端客户提供产品检测服务，为 B 端科研机构、医疗机构等客户提供研究服务和解决方案。华大基因属于服务类企业，其上游是提供服务的设备型企业，由于华大基因开展服务长期依赖 Illumina（因美纳）的仪器试剂供应，导致华大基因对上游企业缺乏议价权，不得不接受 Illumina 每年增长的试剂价格。基于此，华大基因开始向上游拓展，2013 年收购美国 CG 公司，内部孵化打造具有自主知识产权的基因测序仪。2016 年，华大智造成立，与华大基因形成合作格局，即华大基因承接基因测序服务业务，华大智造承接基因测序仪研发制造与销售业务。这是上下游联动，产业链融合发展、高质发展、合作发展的典范，不仅有利于业务成本降低、市场占有率提升，也有利于形成高门槛的核心竞争力，在市场产业链分工中找到更佳的位置。

（三）资本流向产生"虹吸"现象，催生"聚集"效应

随着健康产业的蓬勃发展，加之其抗周期性，资本市场对健康产业各细分领域关注度普遍较高，社会办医、消费医疗、养老服务、"互联网＋医疗健康"、创新药等长时间成为投资"风口"，呈现投资规模逐年增多、投资范围逐年拓展的状态。

从融资端来看，有关数据显示，截至 2020 年第三季度末，全球医疗健康产业融资总额高达 3 467 亿元，创历史新高，中国医疗健康产业融资额总计 929 亿元，融资事件 491 起，单季度融资金额同比增幅 46.03%，融资数量同比增幅 18.13%（见图 2.4）。尽管新冠肺炎疫情尚未结束，但在短暂的消极影响后，疫情对医疗健康产业尤其是疫苗行业、体外诊断（IVD）与远程医疗等细分行业的发展带来正面刺激作用。资本的注入使一批以技术创新、商业模式创新为代表的头部企业产生"虹吸"现象，2020 年 43 家医疗健康企业先后登陆 A 股上市（截至 2020 年 12 月 17 日），成为 IPO 规模、数量均排名前三的热门领域。

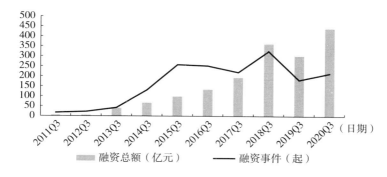

图2.4 中国 2011Q3—2020Q3 医疗健康行业融资总额

资料来源：公开信息整理。

　　从投资端来看，一类是 PE/VC 机构，主要追逐医疗健康产业投资热点，通过多轮、多次、广覆盖的投资，获得高额的投资收益，如红杉资本（见表 2.12）：红杉资本是国内最早一批成立医疗投资团队的投资机构，以"from idea to IPO and beyond"（从只有一个想法到公司上市以及之后的所有发展阶段）作为核心投资理念，以全链条和全周期为投资策略，经过十余年的深入研究和系统性布局，已成为中国在医疗健康领域涉猎最广、投资项目最多的投资机构之一，红杉资本医疗健康成员企业超过 100 家，其中医疗上市企业 17 家，遍布免疫治疗、基因测序、细胞治疗、体外诊断产品、高值耗材等细分领域。另一类是产业投资机构，主要通过串联产业链上下游、延伸产业链优质企业，实现产业链合作与协同，如复星集团（见表 2.13）：成立于 1992 年，自成立以来深耕大健康产业，目前大健康产业已成为复星生态系统的支柱板块。复星健康业务覆盖药品制造与研发、医疗服务、医疗器械与医学诊断、医药分销与零售、健康险与健康管理、健康消费品等，大健康板块重点企业包括复星医药、复宏汉霖、复星凯特生物、万邦医药、药友制药、桂林南药、Gland Pharma、禅城医院、Sisram Medical、Silver Cross、复星联合健康保险等，通过内生式增长、外延式扩张和整合式发展，不断深化全球化全产业运营能力，努力打造产业闭环，形成全产业链的业务版图。

表2.12　红杉资本医疗健康主要投资版图

医药生物类	医疗器械类	医疗服务类
ARMO、Grail	帝迈、奕瑞	北京京都儿童医院
亿腾、薇诺娜	森亿智能、神州医疗	武汉亚洲心脏病医院
小药药、信达生物	移宇科技、健帆生物	华大基因、微医
再鼎医药、博瑞生物	启明医疗、鱼跃医疗	燃石医学、普瑞眼科
合全药业、基石药业	体素科技、北芯科技	明码生物
康盛生物、百洋医药	微点生物、正丽科技	盛诺一家
腾盛博药、药明生物	稳健医疗	锦欣生殖
药明巨诺、贝达药业	新产业生物	妙手医生

资料来源：公开信息整理。

表2.13　复星集团医疗健康主要投资版图

医药生物类	医疗器械类	医疗服务类
复星医药、复宏汉霖	Sisram Medical	佛山市禅城中心医院
万邦医药、国药控股	杏脉科技	Luz Saude
复星弘创、复创医药	直观复星	卓尔荟
复星凯特生物	博毅雅 Breas	复星联合健康保险
Tridem Pharma	长征	宝宝树
Gland Pharma	View Ray	微医、星堡

资料来源：公开信息整理。

（四）功能服务促进"要素"联动，催生"生态"体系

市场间要素协同作用可以推动企业由"点"到"面"的发展，催生出与企业主业相辅相成的新生态。在健康领域，较为明显地集中在互联网、商业保险等领域。

第一，百度发挥"检索"要素优势，推出百度医生、拇指医生、百度健康、百度医学、百度医疗大脑、dulife 智能硬件平台以及药直达等业务，推出灵医智惠，包括 CDSS（临床决策支持系统）、眼底影像分析系统、医疗大数据解决方案、智能诊前助手、慢病管理五大解决方案，并针对基层医疗机构需求，推出 CDSS 和 AI 眼底筛查一体机，构建了百度搜索引擎和 AI 医疗健康服务生态。

第二，阿里发挥"电商"要素优势，依托"天猫医药"，联动药品、特殊医学用途配方食品、医疗器械、成人用品、保健用品等产品要素服务链和体检、医美、口腔、疫苗等消费要素服务链，以阿里健康、支付宝未来医院、钉钉为阿里医疗健康平台开展内部资源整合，以云峰基金为抓手参投中信 21 世纪、Amwise Diagnostics、爱康国宾、美年大健康等资源，同步发挥大数据、云计算以及人工智能等技术和平台构建能力，全力打造医疗健康生态闭环。

第三，腾讯发挥"社交"要素优势，以社交平台微信、QQ 为依托，以 AI、大数据、云计算等技术为支持，通过微信智慧医院、智能硬件产品糖大夫、保险平台微保、医学科普平台腾讯医典、

医疗人工智能平台腾讯觅影，形成了线上与线下、B 端和 C 端覆盖医疗服务、医院管理、医疗保险和医药研发流通的医疗生态圈。

第四，泰康发挥"保险"要素优势，通过保险创新构建保险、资管、医养循环业务模式。2009—2020 年年底，先后在北京、上海、广州、三亚、苏州、成都、武汉、杭州、南昌、厦门、沈阳、长沙、南宁、宁波、合肥、深圳、重庆、南京、郑州、青岛、福州、温州 22 个城市布局大型连锁医养社区和康复医院，有效整合保险支付与医养服务，开创"活力养老、高端医疗、卓越理财、终极关怀"四位一体的商业模式，形成独特的"医疗、养老、康复、安宁、保险、资管"服务生态。

三、双轮驱动推动"四大转变"

（一）业态由"单环节"向"全周期"转变

未来健康产业业态不再是传统的"得病看病"的单一环节，而会从健康影响因素的广泛性、社会性、整体性出发，走向"全周期"模式。

从服务机构来看，不再是简单的挂号、就诊、缴费、检查、报告、处方、取药、病历等模式，而是以医院内部流程的智慧化形成外延业态的全覆盖（见图2.5）。

从服务个体来看，将会以人的全生命周期为主线，在胚胎期、婴儿期、幼儿期、儿童期、少年期、青年期、中年期、老年期等不同阶段（见图2.6），融入健康管理、医疗服务、康复护理、养老养生、科学研究、教育培训等，精准降低健康损害的发生概率，提高医疗救治的成功率、健康促进与维护效力，以实现不得病、少得病、少得大病、得病尽快救治、救治后续有效健康维护，达到健康长寿、高质量生活的目标。

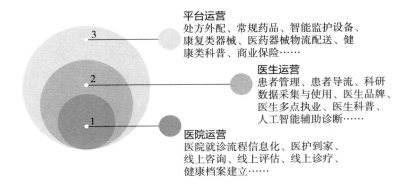

图2.5 服务机构全产业周期

资料来源：公开资料整理。

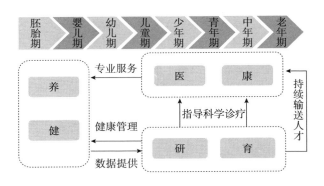

图2.6 服务个体全生命周期

资料来源：公开资料整理。

从服务群体来看，健康人群、慢病人群、轻症人群、重症人群等不同人群有不同的服务需求（见图2.7），未来将会构建防未病、管慢病、问轻症、治重疾、养康复等全保障周期模式，并成为业态发展的主流方向。

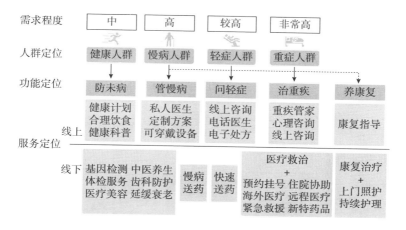

图2.7 服务群体全保障周期

资料来源：公开资料整理。

（二）结构由"橄榄形"向"哑铃形"转变

在医疗服务端，西医作为外来学科，其基础医学、临床医学在中国得到了长足发展，以诊断、治疗为主的医疗服务长期占据主导地位，其预防医学、康复医学发展相对缓慢，对应的产业结构也在紧紧围绕着临床医学延伸和拓展，呈现出"橄榄形"结构，即"一家独大"的态势。

但随着人们对健康需求的不断提升，传统被动式、应对式、单一式的服务需求正在转向主动性、常态化、个性化，这给大健康产业领域的细分市场带来新的发展空间，也催生出医疗前市场和医疗后市场的兴起。医疗前市场主要是指以预防医学、保健医学为主题的相关产业，医疗后市场主要是指以康复医学、养老服务为主题的相关产业（见图2.8），随着相关配套政策的出台和相关服务体系的健全，健康产业"哑铃形"结构将日益显现。

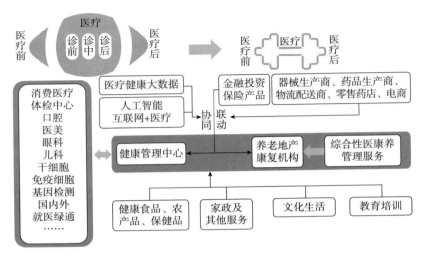

图2.8 健康产业结构转变

资料来源：公开资料整理。

（三）路径由"规模型"向"效益型"转变

健康产业发展必须植根于人类健康需求，紧跟医学科技创新进步，与现代科技手段深度融合，成长模式随着环境的变化必然突破第一阶段的"规模数量型"，即改变"缺医少药""低端制造""模仿借鉴"等现状，向第二阶段的"质量效益型"进军，即"高质量发展""创新发展""融合发展"，其标志性特点如下。一是打通闭环。实现科学研究、试验开发、推广应用一体化，打通从科技创新到技术强、药物好、设备精、疗效高的发展闭环，有效激发出科技创新对提高医疗服务能力的巨大作用。二是学科交叉。生命科学、材料科学、数理化学、医学科学与信息科学会加快渗透融合，形成跨界发展的学科共同体，持续催生新的医学科技创新点。

针对健康产业发展，"质量效益型"成长路径也体现在新时期的发展策略上，即努力在前沿医疗技术创新、药品研发、器械高端制造方面尽快解决一批"卡脖子"问题，努力保证在健康产业链、供应链上的安全稳定，既要补短板，也要锻长板，具体表现在以下几个方面。

一是健康产业升级发展路径。聚焦基因技术、脑科学、微生物组计划、人工智能、可穿戴设备、医疗大数据等健康前沿领域，着力突破重大关键核心技术，带动药品耗材、设备器械等领域的自主知识产权科技研发和成果转化，协助企业推出更多符合人民和市场需要的健康新产品和新服务，支持医疗装备制造、医药器械生产等传统健康产业的改造升级。

二是健康产业融合发展路径。深化拓展医疗与养老、旅游、互联网、食品安全、体育和健康生活方式融合发展，推动云计算、大数据、物联网、移动互联网等信息技术与健康服务深度融合，助力跨界融合型的老年护理、医养结合、健身养生、互联网医疗等新型健康产业迅速成长，有效满足人民群众不断增长的多层次、多元化、个性化健康产品和健康服务新需求。

三是健康产业变革发展路径。聚焦关键领域、核心环节和重要内容，在产业前沿领域精耕细作，练出"独门绝技"。关于合成生物学，利用合成生物学技术和工程平台，结合干细胞技术和再生医学，建立更符合人类疾病特性的细胞模型，设计更有效的基因和生物治疗手段，力争取得一批原创性成果，产生一系列具有特定应用前景的新方法和新技术；关于结构生物学，从三维空间结构的角度阐述当前生命科学各个前沿领域的重要科学问题，推动结构研究从单个分子的结构到分子机器的结构，从可溶性蛋白的结构到真核膜蛋白的结构，在揭示疾病发生发展、药物靶点筛选确证、临床诊疗、生物资源开发保护等方面发挥独特作用；关于神经科学，探索思维与智力本质，直面神经发育缺陷、神经退行性疾病以及发展脑式计算等问题，从强调个体细胞的结构功能到强调特定脑功能神经连接通路和网络结构的解析模拟，致力于人类脑神经全基因组关联研究，建立神经连接组学标准，研发包括各种神经影像技术、脑机接口、神经科学生物银行、功能性移植脑刺激、侵入性先进材料、虚拟现实、远程监控等新技术；关于基因组学，从研究基因的变异和表达，转入研究细胞的结构和运作细节，探寻疾病的分子生物学机制，开展以家系为基础的遗传图谱制作、以队列为基础的全基因组关联研究和以个体基因组序列为基础的基因变异研究；关于再生医学，重点突破基于细胞谱系研究的多重技术的协同整合，将包括诸如纳米颗粒等新材料、3D打印等新装置、生物计算模拟与重建三维结构等新方法与传统细胞培养和诱导技术有机整合，获得更好的符合体内环境的三维结构，甚至通过体内直接细胞功能状态调整达到治疗的目的。

（四）主体由"卫生体"向"共同体"转变

随着党中央、国务院对健康产业重视度的不断提升，参与主体由原来以卫生行政部门为主，逐步上升为国家层面统筹，即以国务院牵头，卫生健康委主责，教育部、体育总局等 34 个部委参与，相关规划实施、监督管理和服务保障工作也由原来行医、制药、造设备扩大到健康环境、健康社会、健康服务、健康人群等各个方面（见图 2.9）。同时，中国健康产业发展还会坚定中国立场、体现世界眼光、富有人文情怀，秉持"人类命运共同体"的价值观，参与国际人道主义事业，发挥卫生与健康的独特社会作用。

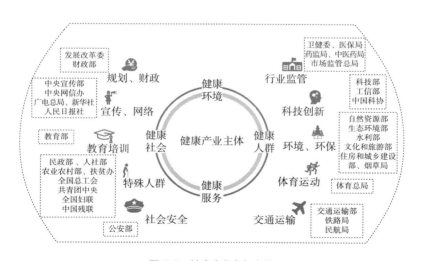

图 2.9　健康产业参与主体

资料来源：政府网站。

一是助推全球医疗健康产业协调发展。中国健康产业发展致力营造和平合作、开放包容、互学互鉴、互利共赢的平台，对接各国产业优势和发展规划，深化利益融合，通过互联互通和科技创新合作催化和加速全球健康产业链的形成和扩张，通过科技创新、产业升级、管理变革等途径不断提升整体效率，增强灵活性和适应性，使生产要素能够迅速向新兴产业链转移，从而不断提升全球健康产业链整体价值。

二是参与全球重大突发公共卫生事件处置。以此次新冠肺炎疫情为例，中国作为口罩、防护服等防疫用品的最大生产国和出口国，积极助力世界多国抗疫；积极参加世卫组织"新冠肺炎疫苗实施计划"，按照"疫苗研发是合作，而不是竞赛"的宗旨，积极贡献中国力量；由1 500到1 600个零件构成的精密仪器呼吸机，其生产供应链高度全球化，遍布欧洲、美洲、亚洲。在抗疫期间，形成了产业链供应链高效衔接，为未来国际化合作提供了经验。

三是服务于"一带一路"倡议。"一带一路"为全球健康产业链合作拓展空间，一方面，"一带一路"沿线国家尤其是发展中国家正处于城镇化的发展进程中，健康设施更新、健康产业升级的需求强烈，市场潜力巨大，为相关领域合作提供了广阔和纵深的空间；另一方面，中国作为全球第一制造业大国，拥有完备的工业体系和装备制造能力，同时拥有世界最大规模的中等收入群体和庞大的消费品市场，能够为共建"一带一路"框架下的全球健康产业合作提供有力支撑和保障。

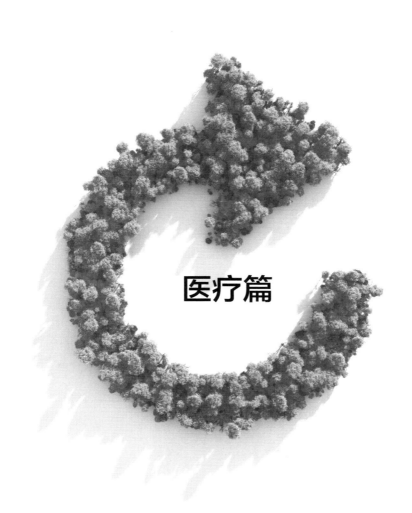

医疗篇

"坚持基本医疗卫生事业的公益性，加大公立医疗卫生机构建设力度，推进县域医共体建设，提高基层防病治病能力，鼓励支持社会办医，着力解决影响人民健康的重大疾病和主要问题"，这是"健康中国"战略主要内容之一，也是健康产业发展的重要方向之一。

　　本篇在《形势篇》《政策篇》的基础上，重点阐述健康产业四大细分领域（医疗服务、健康管理、医疗器械、医药）之医疗服务产业发展现状与趋势，主要包括三部分内容：一是公立医疗机构，围绕公益性质，关注三级医院公益的"可及性"，二级医院公益的"延展力"，基层医疗机构公益的"可信度"；二是民营医疗机构，围绕差异发展，关注与人民群众医疗服务多元化诉求最为密切的眼科、口腔、医美、体检四个细分行业进行"五维分析"；三是第三方医学中心，围绕区域布局，关注医学检验中心、医学影像中心、病理诊断中心的发展历程和未来方向。

　　通过本篇的介绍，读者可以了解医疗服务重塑的基础、方向、内容、路径等，与后续《健康篇》《器械篇》《医药篇》共同回答"健康产业重塑什么、怎么重塑"的问题。

一、公立强调"公益性质"

（一）三级医院亟待优化服务"可及性"

　　三级医院主要是指向所在地区及周边辐射区域提供高水平医疗卫生服务和执行高等教育、科研任务的区域性以上医院，具有以下特点。一是数量少。截至2019年年底，全国三级医院共2 749家，仅占医疗卫生机构总数的0.27%。二是公办多。公立三级医院共2 404家，占全国三级医院数量的87%。三是级别高。公立三级医院不仅包括国家卫生健康委直管医院、各大学附属医院，还包括大部分省（市）直管医院，部分军队医院和企业医院。四是任务重。截至2019年年底，三级医院诊疗人数20.57亿人次，占总数的53.53%；入院人数1.05亿人次，占总数的49.49%。五是品质优。长期以来，医学类的国家级、省部级科研课题、成果奖励等，医学行业学术专业委员会主任委员、副主任委员、常委等，高端医疗设备、创新医疗技术、优质医疗人才等均集中在公立三级医院。六是受关注。国家层面是深化医药卫生体制改革的重要领域，行业层面是促进卫生事业发展的重要载体，产业层面是医药、医疗器械等营销的主要对象，患者层面是关乎民生维护社会和谐的重要方面。

基于以上特点，公立医疗机构强调的"公益性"，对于三级医院而言，更多地体现在"可及性"上，即高水平医疗服务能不能解决服务"有无"问题、感受"好坏"问题、质量"优劣"问题。

第一，服务"有无"问题。2010 年前后该问题比较突出，特别是北京、上海、广州知名三级医院，"一号难求""一床难求"的现象非常普遍，"看病难、看病贵"长期成为社会焦点。直到 2015 年，随着国家分级诊疗政策出台，按照"基层首诊、双向转诊、急慢分治、上下联动"的分级诊疗模式开始建立，配合启动多种形式的医疗联合体建设，所有公立三级医院全部参与并发挥引领作用，有效增强了基层服务能力，方便群众就近就医，有效降低三级医院就诊量。同时，三级医院自身通过信息化、互联网开设网上挂号就诊，增开夜间门诊和假日门诊，缩短平均住院日，提高病床使用率等多种措施，多渠道畅通就医通道，有效缓解了患者看病难的问题。

第二，感受"好坏"问题。这个问题是现阶段甚至是未来一段时期客观存在的问题，具体表现为：三级医院就诊存在严重的"三长一短"问题，即患者在就医时，挂号时间长、候诊时间长、取药时间长、医生问诊时间短。对于患者而言，到三级医院看病，大部分时间花在了就诊流程各个环节的等待上，而最关键的诊断往往只有几分钟，多以检查单的形式转为下个环节；对于医生而言，有些门诊一天要看近百个号，忙于应对一个接一个的患者，稍微慢了都看不完当天挂号的患者，很容易产生新的矛盾和纠纷。针对这一问题，大部分医院采取信息化手段，合理设置患者就诊流程，缩短患者在医院的等待时间，用智能手段加以解决。但从另一个角度看，还需要关注以下几点：1. 该不该来，一部分就诊患者属于慢病复诊"取药患者"，一次就诊变成开药；2. 来得对不对，一部分患者存在挂错科问题，一次就诊变成解释转科挂号；3. 来得有没有用，一部分患者"空手而来"，未做任何检查，医生无法做出判断，一次就诊变成开检查单。这些都严重浪费了优质医生的宝贵时间，让普通疾病患者挤占了疑难危重患者的就诊资源，不仅感受度不好，还使真正需要在三级医院救治的患者得不到及时有效的医治。

第三，质量"优劣"问题。公立三级医院具备"三高"优势（高端人才、高端设备、高端技术），提供的是"三高"服务（高标准、高质量、高水平），当面临供需双方严重不平衡的问题时，有的医院扩建院区，有的增设床位，有的加班加点，这些从出发点来看都是为患者着想，但忽略了提供服务的医务人员。医务人员在行业内属于"存量有限、增量缓慢"的技术型人群，短期之内整体数量、质量都很难提升，当患者多了、床位多了、工作量多了，单体医务人员自然会把有限的工作时间摊薄，造成服务质量"稀释"，医疗质量与安全就成为延伸出的大问题。所以说，从根本上讲，公立三级医院的"可及性"必须有所为有所不为，不能盲目扩张、不能大小通吃，应该畅通与下级医院转诊机制，降低非必要就诊人数比例，发挥好"三高"资源优势，着力强化疑难重症诊疗能力，把工作重心向"看重病"聚焦，让三级医院的专家发挥出他们真正的价值。

（二）二级医院重在体现服务"延展力"

二级医院主要指向所在地区提供常规医疗服务的区域性医院，主要有市辖区级医院、县级医院，还有大部分厂矿与企事业单位职工医院、部分军队医院、民营医院等，其特点也比较明显。

一是区域核心。二级医院的主要构成是区县级人民医院、中医院、妇幼保健院，作为区域内的主要医疗服务机构，承担区县地域的主要医疗服务保障功能。

二是承上启下。二级医院作为医疗服务体系的"腰部"力量，对上面向三级医院、向上转诊患者、接收三级医院就诊后分流患者；对下面向基层医疗机构（一级医院、门诊部、社区卫生服务中心、乡镇卫生院），接收其转诊的患者，提供常规疾病诊疗、常规手术治疗等服务。

三是数量有限。截至 2019 年年底，全国二级医院共 9 687 家，占全国医疗卫生机构总数的 0.96%。

四是任务不轻。2019 年，二级医院诊疗人数达 13.43 亿人次，占全国总诊疗人数的 34.95%；入院人数达 0.84 亿人次，占全国总住院人数的 39.63%。

五是力量偏弱。二级医院数量是三级医院数量的 3.52 倍，但卫生技术人员数量约为三级医院的 78%，在人员"数"弱的同时，"质"更远远低于三级医院水平。

六是硬大于软。2009 年的新一轮医改，重点任务之一就是加强二级医院建设，国家投入大量人力、物力、财力，二级医院硬件得到大幅提升，最为明显的是新的病房大楼建设、先进医疗设备采购、就医环境改善等，但由于人才培养周期长，加之医生普遍希望能够到大医院学习锻炼，所以二级医院存在一边在引进人才一边也在流失人才的问题，以医疗技术、服务水平、管理能力为代表的软实力提升比较缓慢。

基于以上特点，对于二级医院而言，公立医疗机构的"公益性"更多地体现在"延展力"上。

对于衔接三级医院，需做好患者"转诊前、转诊后"的医疗服务，让"转"更有价值。具体而言，就是对于超出自身医疗服务能力的患者，在转诊三级医院前要做好基础性工作，完善患者家族史、既往史、疾病成因和医疗服务全过程的信息记录，开展必要的检查检验工作，指导患者精准转诊医院、科室、医生，降低三级医院工作压力。在患者完成三级医院就诊后，要根据患者病情需要，开展连贯性的术后康复、持续护理、慢病指导等工作，承接起三级医院后续辅助治疗任务，减少患者再返三级医院的频率。

对于衔接基层医疗机构，需做好患者接诊后的医疗救治服务保障，让"接"变得有效果，具体而言，就是能够在二级医院解决的问题一定要在二级医院解决，这就要求一方面医院学科建设要全面，不能有瘸腿；另一方面医院学科建设要有"一招鲜"技术，确实能解决问题。这些需要与三级医院有效联动，依托三级医院优质力量"科与科"联合健全、建强学科，也需要与基层医疗机构联动，以自身为龙头，整合基层医疗机构医疗卫生资源，实施集团化运营管理，形成服务共同体、责任共同体、利益共同体、管理共同体，促进区域资源合理配置、人员合理流动、技术多方共享、业务有机联动，以此提高二级医院区域内整体医疗服务的保障能力。

（三）基层机构需要提高服务"可信度"

基层医疗机构主要面向本机构服务辐射区域的居民提供基本公共卫生服务和基本医疗服务，主要包括城市社区卫生服务中心（站）、乡镇卫生院、村卫生室、医务室和民营诊所（门诊部），其特点如下。

一是定位高。基层医疗机构被定义为人民群众的健康守门人，是健康促进的指导者、健康理念的传播者、预防保健的实施者、转变生活方式的引领者，一直以来都是人民群众就医的主力军。

二是数量多。截至 2019 年年底（下同），基层医疗卫生机构共 954 390 个，占全国医疗卫生机构总数的 94.72%，其中属于公立性质的社区卫生服务中心（站）35 013 个、乡镇卫生院 36 112

个、村卫生室 616 094 个。

三是人员少。基层医疗卫生机构卫生技术人员 292.1 万人，与二级、三级医院服务对象不同，服务的不仅是患者，更是 14 亿人民群众，相对而言人员数量较少，特别是执业医师、执业护士数量短缺问题严重。

四是任务重。基层医疗机构日均担负诊疗为 12.9 人次（其中城市社区卫生服务中心高达 16.5 人次），大幅超出全国医师日均担负诊疗 7.1 人次的平均水平，同时承担着公共卫生服务以及家庭医生签约任务，具体包括：统筹做好基本医疗和基本公共卫生服务；提高常见病、多发病诊疗服务能力；推广预约诊疗服务；加强签约服务技术支持；做好转诊服务；保障签约居民基本用药；推广实施慢病长处方用药政策；开展个性化签约服务；依托信息手段密切与签约居民联系；加强机构内部分工协作。

五是能力弱。基层医疗机构中专及大专学历卫生技术人员占比超 70%，是医疗服务的主要提供者，同时由于基层医疗机构对人员的职业技能培训、就职后人才培养较大型医疗机构有一定差距，导致基层医疗机构服务能力普遍偏弱。

六是待遇低。《全国卫生计生财务资料》显示，2017 年，公立医院在职员工人均年工资性收入 11 万元，而基层医疗卫生机构人员人均年工资性收入不足 10 万元。同时，基层医疗机构人员还要面临建档率、随访率、管理率、合格率、控制率、签约率等一系列考核指标，每一项都会影响其待遇水平。

目前，人民群众对基层医疗卫生机构的信任度普遍不高，基层医疗服务"公益"属性与群众日常就医"放心"需求之间的矛盾也日益突出。未来，大数据、云计算、人工智能等前沿技术将成为新一轮产业变革的核心驱动力，人工智能赋能基层医疗，将是补全基层诊疗服务短板，强化公共卫生服务效率等工作切实可行的措施。基层医疗机构将以人工智能辅助诊断"1+2+5"（即1个核心、2个支撑、5个延伸，见图3.1）为发展方向，有效提升服务效率和医疗水平，让患者提升就医"可信度"，就医回流至基层医疗机构。

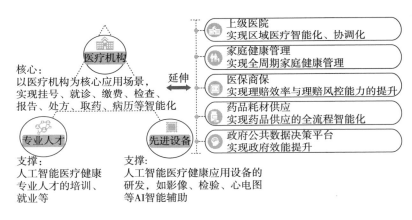

图 3.1　AI 赋能基层医疗机构示意

资料来源：公开信息整理。

126

二、民营突出"差异发展"

近年来，民营医疗服务领域呈现"冰火两重天"，特别是在新冠肺炎疫情影响下，行业"加快布局"与"洗牌出局"同步加速。一方面，在政策红利、人口红利、人才红利、技术红利等持续作用下，民营医疗服务细分领域的投资力度加大，大资本、大财团、龙头企业合纵连横、组团扩张的"大布局"时代已经来临。另一方面，民营医疗服务机构具有"小""多""散""专"等特点，对医疗质量和安全要求较高，由于参与主体目的不纯，有的考虑"赚快钱""二级市场套现"，有的"盲目跟从、追风投资"，有的"不懂行业，硬性转型"，出现了重"投"轻"管"的普遍现象，导致很多民营医疗机构违规经营、数据造假、运营不善、财务不良，企业出现"倒闭潮"，资产出现"甩卖潮"。

民营医疗机构在"大而全""重资产"的服务领域发展举步维艰，在"小而美""易复制"的服务领域发展势如破竹。按照准入门槛、可复制性两个维度将民营医疗服务主要领域进行定位（见

图 3.2），发现健康体检、视光中心、眼科诊所、医美机构、口腔诊所具有一定的举办门槛，同时具有较强的复制性，属于最适宜市场生存和发展的细分领域，也是未来民营医疗机构蓬勃发展且易形成规模的主要方向。下文针对眼科、口腔、医美及体检领域的民营机构做出具体分析。

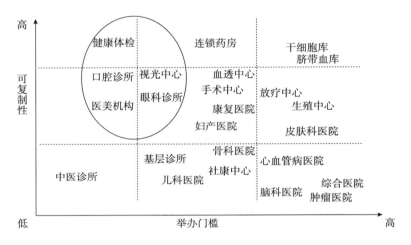

图 3.2　民营医疗服务主要领域定位

资料来源：公开信息整理。

（一）眼科："小眼睛"可以看到"大世界"

有关数据显示，2010—2019 年，民营眼科医院数量快速增长，由 208 所增长至 890 所（见图 3.3），年均复合增长率达到 18%，眼科医院总收入由 47 亿元增至近 400 亿元，实现"十年十倍"的增长。民营眼科医疗机构已经成为眼科服务市场的主要力量，标志着眼科服务行业已经进入蓬勃发展期，未来发展势头强劲。

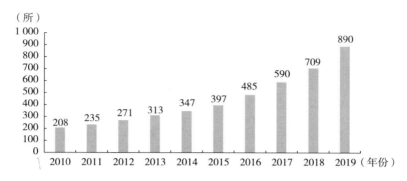

图3.3 2010—2019 年民营眼科医院数量

资料来源：Wind。

　　分析市场需求量、准入门槛线、连锁复制性、营业利润率、资本关注度五个维度（见图3.4）可见，民营眼科医疗机构未来发展会发生以下改变。

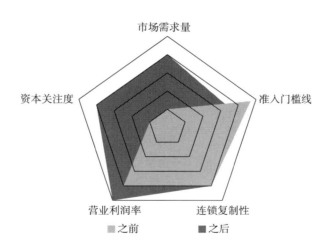

图3.4 民营眼科医疗机构五维图

资料来源：公开资料整理。

一是市场需求量将大幅扩容。作为面向客户端的专科服务，市场规模超千亿元，年均复合增长率超过 15%，行业保持高景气度发展。主要原因：1. 大众认知由低转高，对眼睛干涩、中轻度近视、中轻度白内障等重视程度提升；2. 用眼强度明显增加，对电脑、手机、平板等电子产品依赖度较高，时间把控度不好；3. 患者群体存量大、增量也大，青少年近视人口数预计在 1 亿人左右，成年近视人口数约 4.5 亿人，以及黄斑眼底病变疾病约 6 400 万人，白内障、青光眼、干眼症、角结膜炎、角膜损伤溃疡及视频终端综合征等多种眼疾罹患率随着老龄化进程加剧逐年增多。

二是准入门槛线将小幅降低。从政策上看，牌照申请、医保对接相对简单；从投入上看，投资体量适中，有关数据统计，眼科医疗机构平均单店投入约 2 000 万元，虽不需要承担巨额资金投入压力，但也构建了一定的投资门槛；从获医上看，与其他专科相比，眼科对医师资源和专家效应的依赖度相对不高，主要原因是受益于眼科先进设备和术式的发展，服务产品易标准化、流程化。

三是连锁复制性将有利发展。眼科服务分层明显，根据其诊断、治疗的难易程度分为疑难杂症和常规业务，其中疑难杂症病患相对较少，并且治疗集中于相应领域较为权威的公立专科医院或综合医院眼科科室；常规业务包括白内障手术、准分子手术和医学视光等，该类业务因疾病发病率高，患者人群基数大，在整个眼科发病人群中占据主导，其诊断及治疗均有成熟的标准化流程，手术操作机械化程度高，相比疑难杂症对医生专业性的依赖并不强。这为眼科服务的复制性提供了基础。

四是营业利润率将稳步提升。一方面，由于眼科医疗机构对于固定成本（人力、房屋租赁、器械）的投入相对稳定，收入随着业务量的增长而增长，当覆盖固定成本后，利润率将持续提升（眼科医院平均利润率达13.37%，在专科连锁中排名前三）；另一方面，由于准分子手术、白内障手术、医学视光服务等常规业务被市场接受，客户付出意愿强，愿意付出高额费用享有公立医院所不易得到的相关服务，也催生了高收入、高利润的眼科服务行业。同时，当眼科服务连锁化后，上游议价、下游销售能力同步提升，规模效应下的获利能力进一步放大。

五是资本关注度将持续升温。在一级市场，由于眼科处于黄金赛道，服务市场空间广阔，资本进入风险较小，资金回收相对较快，受到社会资本热捧。一些知名投资机构纷纷布局眼科专科，如高瓴投资爱尔眼科、兆科眼科，鼎晖投资艾格眼科，阳光融汇投资朝聚眼科等。在二级市场，在"医疗＋消费属性"的加持下，国内股市给予眼科赛道高溢价，如爱尔眼科市值3 087亿元，PE（市盈率）182倍（截至2020年12月31日），成为医疗服务行业第一股；华厦眼科、普瑞眼科、何氏眼科等一批眼科医疗服务机构也被市场认可，陆续向交易所提交上市材料。

（二）口腔："分久必合、合久必分"

有关数据显示：2010—2019年，民营口腔医院（统计口径不包含口腔诊所）数量逐年递增，由140所增至723所（见图3.5），年均复合增长率达到20%，口腔医院总收入由52亿元增至近300亿元；民营口腔诊所数量呈现井喷式增长状态，截至2020年年底，数量接近10万家。数量众多的口腔诊所，单店投资体量多在100万~200万元，多为医生个体经营的"小作坊"模式，主要原因在于：个体牙科医生即可提供牙科服务；单店投入资金不高；牙科医生与客户黏着度较高，个人品牌高于机构品牌。所以市场上形成一定规模的连锁型口腔医疗机构数量有限，尚未形成主流发展模式。

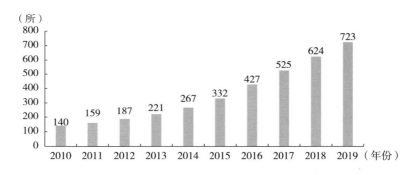

图3.5 2010—2019年民营口腔医院数量

资料来源：Wind。

通过分析市场需求量、准入门槛线、连锁复制性、营业利润率、资本关注度这五个维度（见图3.6）可见，民营口腔医疗机构未来发展会发生以下改变。

一是市场需求量将稳步提升。口腔服务市场规模超1 200亿元，年均复合增长率约15%，行业整体保持高速发展。主要原因在于：1.居民口腔健康素养水平逐渐提高，对洗牙、美白、龋齿、正畸等重视程度显著提升，"牙疼不算病"的说法有所改变，口腔健康知识知晓率达到60%；2.口腔疾病发病率持续提升，国家卫健委《全国口腔健康流行病学调查》显示，牙龈出血检出率为87.4%，较10年前上升10.1%，12岁儿童恒牙龋患率为34.5%，较10年前上升7.8%，全民口腔患病率高达97.6%，成年人达到口腔健康标准的仅有0.22%，牙齿缺失和口腔疾病问题随着老龄化程度的加深愈加严重；3.口腔医疗服务医保覆盖项目较少、自费比例较高，医保仅报销基本材料费和治疗费，洗牙、镶牙、种植牙、牙齿矫正等均不属于医保报销范围，慢性牙髓炎、慢性根尖炎、慢性牙周炎等自费比例达55%左右。

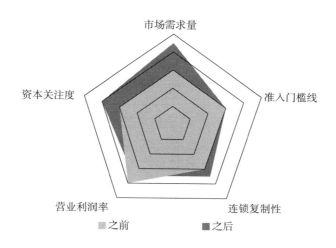

图 3.6　民营口腔医疗机构五维图

资料来源：公开资料整理。

二是准入门槛线将制约发展。从政策上看，全面放开；从投入来看，口腔诊所单店投资一般在 100 万~200 万元，投资门槛很低；从获医上看，口腔诊所服务主要依靠牙医个体，机构对牙医的把控力不强。

三是连锁复制性将存在难度。由于口腔服务产品相对单一，主要集中在洗牙、拔牙、镶牙方面，综合性口腔健康服务产品体系尚未建立，加之牙医把控力不强，如有些牙医在连锁机构里"打工"，同步自开诊所，从机构导流患者变成机构为牙医"打工"，导致机构在连锁复制上存在"易开店、难管理""多开店、多矛盾"等问题。目前，口腔服务行业已出现通策医疗、拜博口腔、瑞尔齿科、美维口腔、佳美口腔、欢乐口腔等具有区域性影响力的口腔品牌并在持续扩张，但尚未形成真正的全国性连锁品牌。

四是营业利润率将明"高"实"低"。根据国家卫健委《2020中国卫生健康统计年鉴》，从明面上看，口腔医院的资产收益率、净利率分别为 13%、12%，在专科医院排名中仅次于眼科医院，盈利能力较强；而从实际上看，全国近 10 万家口腔诊所近半数尚未实现收支平衡，约 2/5 略有盈利，主要原因是小体量的诊所主要以个体牙医为主，既是企业管理者，又是技术服务者，缺乏企业管理、市场营销、客户维系等综合能力，导致综合成本偏高，收益率偏低。

五是资本关注度将持续升温。在一级市场，由于口腔服务需求巨大，市场空间广阔，医疗风险较低，投资回报率较高，关联产业方、专业化投资机构纷纷布局，如泰康控股拜博口腔，阳光投资投了博恩口腔，高盛、高瓴共同投资瑞尔齿科，达晨创投投资美维口腔，君联资本投资欢乐口腔等；在二级市场，自费属性加持下的口腔赛道额外获得青睐，如通策医疗市值 887 亿元，PE 193 倍（截至 2020 年 12 月 31 日），华齿口腔、可恩口腔、蓝天口腔等一批口腔医疗服务机构也陆续被二级市场认可。

（三）医美："供需两旺下劣币与良币的角逐"

有关数据显示，2010—2019 年，民营医学美容医院（统计口径不包含医美诊所、美容中心及生活美容等）数量由 117 家增至 495 家，年均复合增长率达到 17%（见图 3.7），总收入由 13 亿元增至近 200 亿元。截至 2020 年年底，正规的医美机构接近 1.5 万家，其中民营医美诊所占医美机构总数的七成，加之民营美容连锁机构和中小型医院，民营医美机构数量在整个医美市场上占比约 95%，成为医美市场的主导力量。很长一段时间，医美行业存在"五无"现象，即从业人员无准入、技术质量无参照、服务行为无规范、职业技能无等级、物价收费无标准，医美行业虚假宣传、非法行医、假冒产品、胡乱收费等乱象丛生。中消协数据显示，在 2020 年上半年受理的投诉中，医疗美容 4 556 件，美容服务 10 270 件，以"美"为业却丑态百出。

从发展眼光来看，医美行业未来将呈现"供需两旺"的特点，供给端将受益于民营医美机构的崛起和医美技术的升级；需求端将受益于人均收入提升下的消费升级、韩流医美文化影响下的审美改变、颜值经济导向下的支付变现、医美服务"网络效应"下的群体拓展等。随着市场监管力度加大、消费者人群更加理性，未来医美行业将会出现"良币驱劣币"的态势，靠坑蒙拐骗"赚黑钱"的医美机构将退出历史舞台，高标准、高品质、高水平的医美服务项目将被市场接受，其中手术类医美项目将更加倚重医生的技术和审美，非手术类医美项目将更加看重产品和服务质量。

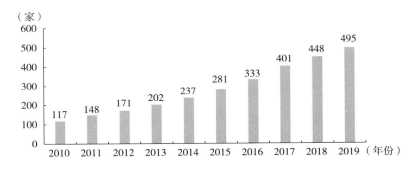

图 3.7　2010—2019 年民营医学美容医院数量

资料来源：Wind。

　　分析市场需求量、准入门槛线、连锁复制性、营业利润率、资本关注度五个维度（见图 3.8）可见，民营医学美容机构未来发展会发生以下改变。

　　一是市场需求量将快速扩容。作为消费医疗的典型行业之一，医疗美容市场规模自 2014 年起保持约 24% 的年复合增长率，预计到 2025 年，行业总收入规模将超 4 000 亿元。主要原因：1. 随着各种时尚文化、明星效应的影响，民众对美丑的认识逐渐转变，"颜值时代"侧面影响着以"90 后""00 后"为代表的时尚消费主力军，医美消费态度更加开放；2. 消费升级的趋势下，以"轻医美"为代表的医美项目讲究快速、便捷、时尚，风险相对较低、修复期相对较短，这些特点赢得不少消费者的青睐；3. 随着技术、资本、产业资源等要素快速涌入，医美的便利程度和性价比会快速提升。有关分析显示，中国医美市场全国人均消费额及每千人诊疗次数渗透率依然拥有 4 倍以上的增长空间。

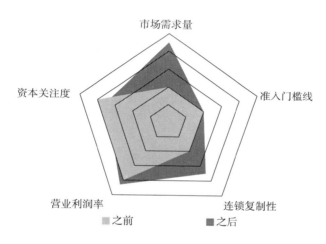

图 3.8　民营医学美容机构五维图

资料来源：公开资料整理。

二是准入门槛线将保持低位。由于医美产业同时具备医疗和消费的属性，并且收费项目具有自主定价权，与其他医疗机构相比，医美领域更加市场化的体制为民营机构的发展提供了便利。从业务来看，"轻医美"只要具备相应的从业资格证，拥有相应设备，在工商部门备案之后就可营业，极大地降低了对高端人才的需求；从资金来看，普通的医美机构无须配备大型医疗设备，投入相对较少。

三是连锁复制性将成为趋势。连锁发展有着规模化效应、品牌度高、售后服务完善、二开率高、能吸引和稳定更多的优质医生资源等优势，这些特性对于医美机构发展尤为重要。一方面，"低门槛"经营导致医美行业良莠不齐，需要品牌的加持；另一方面，医美机构高度依赖"市场营销"，高额的广告费、宣传费等支出也需要品牌连锁来摊薄。同时，医美业务可分为手术类业务（五官整形、美体医疗、口腔医疗、其他医疗等）和非手术类业务（注射填充类、无创年轻化、激光嫩肤等），在整体行业中，非手术类业务占比近80%，由于其业务标准化较高，也为连锁复制提供了条件。

四是营业利润率将逐步稳定。一直以来，医美在人们印象中属于"暴利"行业，但从近几年数据可以看出，国内医美行业正走向"二八"格局，即只有20%的机构能够实现盈利。"高毛利率、低净利率"的现象普遍存在。有关数据显示，一般医美项目毛利率约在60%以上，而净利率却在3%~5%，主要原因是广告费、宣传费、渠道费、营销费、返佣等一系列高额的获客成本摊薄了企业利润。未来随着竞争格局变化、人民消费认知调整以及医美市场的规范，医美行业获客成本将会降低，利润率有一定的提升空间，将趋于合理稳定范围。

五是资本关注度趋于冷静。2020年医美行业融资事件数为16起，与2019年的19起、2018年的23起相比，融资数量呈现逐年下降的趋势。从融资总额来看，医美行业从2016年约16亿元一直下降到 2020 年约 8 亿元。这表明社会资本逐渐趋于冷静，未来关注度将会集中在医美细分领域中具有快速成长潜力或者已经成为头部的企业，医美行业头部效应将会显现，优胜劣汰特点更加明显。

（四）体检："未进红海已厮杀"

20 世纪 90 年代初，民营体检中心开始出现，与公立医院体检中心相比，提供了更加个性化、人性化的服务以及更好的体检环境，具有经营机制灵活、市场定价灵活、品牌连锁灵活、附加服务灵活等特点。有关数据显示，中国健康体检总人数平稳上升，由 2010 年的 2.87 亿人次增长到 2019 年的近 6 亿人次，年均复合增长率约 9%，公立医院体检中心、民营体检中心数量及体检人数均增长迅猛。从图 3.9 可以看出，2010—2019 年，民营体检中心市场规模由 46 亿元增至 344 亿元，年均复合增长率为 25%，虽然不及公立医院体检中心，但已经成为体检市场重要组成部分。从 2015 年开始，民营体检中心开始出现大型连锁机构，相互间并没有形成合力，向公立医院体检中心"要份额"，而是相互"抢饭碗"，打响体检产品"价格战"，促使内部市场竞争日益激烈。作为标准化程度较高的体检产品，价格的降低带来利润的下降，单体民营体检中心生存困难，逐渐成为大型连锁体检中心的并购标的。大型连锁体检中心在"买买买"扩张的同时，服务质量管理力度下降，一时间"假医生""假报告""假检验"等问题曝光，给民营体检中心发展带来不利的社会舆论。同时，民营体检中心人力成本、房屋租赁成本逐年增高，也从另一个层面对利润率造成了严重影响，导致大型连锁体检中心相对公立医院体检中心缺乏核心竞争力。

从发展的眼光看，民营大型连锁体检中心相对于独立的公立医院体检中心具有全国体系化布点优势，对于"互联网＋医疗健康"企业、"保险产品＋网络化服务"保险机构具有天然的合作机会。这标志着未来民营体检中心将会走向"体系化"布局、"线上化"服务、"数据化"挖掘、"产品化"联动、"网络化"销售之路。

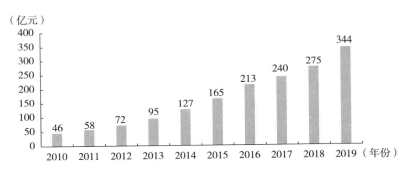

图 3.9　2010—2019 年民营体检中心市场规模

资料来源：公开资料整理。

分析市场需求量、准入门槛线、连锁复制性、营业利润率、资本关注度五个维度（见图 3.10）可见，民营体检中心未来发展会发生以下改变。

一是市场需求量将会井喷。近几年，国民生活水平提高，自我预防和保健观念深入人心，越来越多的人开始注重健康体检，

"全民体检"将成为发展趋势。有关数据显示，2019 年中国健康体检市场规模接近 1 800 亿元，预计 2025 年将接近 4 000 亿元，市场需求呈现井喷发展的趋势。

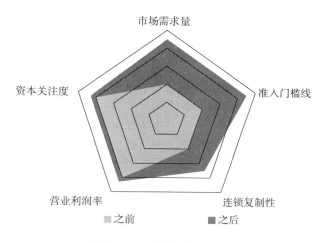

图 3.10　民营体检中心五维图

资料来源：公开资料整理。

二是准入门槛线将大幅提升。一方面，《健康体检管理暂行规定》《健康体检中心基本标准（试行）》《健康体检中心管理规范（试行）》等文件陆续出台，对体检机构诊疗科目、科室、人员、基本设施设备等提出了更高要求；另一方面，单体的民营体检中心将很难生存，行业准入门槛将受到大型连锁体检中心的限制。

三是连锁复制性将成为主流。公立医院体检中心往往以医院为依托，大多为一家医院设立一个体检中心，连锁复制性不大；但民营体检中心只有采取连锁复制模式，才能树立品牌，降低获客成本，提升上游议价能力，从而获得较好的经济效益。另外，只有连锁复制才能建立不同区域的多点健康数据采集中心，这也为民营体检中心向互联网化、保险端化协同发展提供了基础条件。

四是营业利润率将相对稳定。鉴于体检产品属于标准化产品，收费价格高度透明，所以体检行业利润率相对稳定。有关数据显示，民营体检中心平均营业利润率可达 40% 以上，净利润率可达10% 以上，且高端健康体检（含健康管理）的净利润率更高。

五是资本关注度将出现聚焦。由于中国体检行业拥有巨大的市场空间和盈利空间，近年来社会资本不断涌入，如高盛、新加坡政府投资公司等投资爱康国宾，凯雷资本、平安创新投资基金等投资美年大健康，鼎晖投资等投资慈铭体检。然而，随着民营体检中心问题的暴露，人们对体检安全和质量方面关注度飙升，市场增长整体趋缓，中小型资本关注度下降，新兴巨头开始关注这一赛道，美年大健康、爱康国宾、慈铭体检全部被阿里巴巴集团锁定，行业发展从"三足鼎立"走向"大一统"。

三、第三方重在"区域布局"

（一）医学检验中心从"成长"走向"成熟"

国家卫生健康委员会关于第三方医学检验中心的定义为：以提供人类疾病诊断、管理、预防和治疗或健康评估的相关信息为目的，对来自人体的标本进行临床检验，包括临床血液与体液检验、临床化学检验、临床免疫检验、临床微生物检验、临床细胞分析遗传学检验和临床病理检查等，并出具检验结果，具有独立法人资质的医疗机构。

第三方医学检验中心具有如下特点。一是检验项目多样化。部分小医院检验科受限于医院规模、病人数量等因素，很多检测需求小的项目无法开展。而第三方医学检验中心由于标本来源广泛，可以提供从常规到高端（基因检查、分子诊断等）的多样化检测项目。很多都通过了ISO15189认证，部分实验室还通过CAP认证，在规范化管理方面具有优势。二是具有一定的成本优势。

第三方医学检验中心易于规模化经营，具有上游议价权，购买仪器或试剂可以免除中间代理商等环节，相较于一些医院具有很大的成本优势。同时，精细化的人力资源配置可以最大限度降低人力成本，与医院粗放型的人力资源管理相比，也具有无可比拟的优势。三是政策支持。国家卫健委明确鼓励第三方医学检验中心形成连锁化、集团化。对拟开办集团化、连锁化医学检验实验室的申请主体，可以优先设置审批。四是业务相对规范。第三方医学检验中心一般要通过比较严格的质量体系认证，如 ISO9000 系列认证、美国 CAP 认证、国际联合委员会（JCI）认证、ISO/IEC7025 认证、ISO15189 认证等。

截至 2020 年年底，中国第三方医学检验中心约 2 000 家（见图 3.11），主要集中在东部沿海城市，这主要是基于第三方医学检验中心的区域性特征，其与人口数量、医疗资源分布、经济发达程度、医疗市场化程度以及人们的健康观念等因素有关。也就是说，区域人口数量越多，相应的检验需求也会更大；区域经济越发达，居民的健康意识相对更强，检验需求也会进一步提升；区域医疗市场化程度、产业细分程度越高，医学检验业务越繁荣。目前，金域医学、迪安诊断、艾迪康、达安基因是我国第三方医学检验市场四大龙头企业，市场份额合计占 70% 左右。

目前存在的主要问题如下。一是人才引进问题。第三方医学检验中心主要靠从公立医院聘请退休人员或招聘一些低级别检验人员，很难建立起合理的人才梯队。另外，第三方医学检验没有国家承认的职称体系，年轻优秀的检验人员在职业道路上很少会选择第三方医学检验中心。二是医保结算问题。目前医保结算主要面向医院，第三方医学检验中心并未完全纳入我国医保体系中。三是服务半径问题。第三方医学检验中心订单来源杂、数量多、频率高，很多常规检验需及时完成（如免疫球蛋白等检验项目需要在 1 天内出具检验报告），由于时限和运输等要求，第三方医学检验中心服务半径缩小。四是资金投入问题。除了人才投入外，提高检验技术水平还需要不断增加研发投入以及设备投入，导致第三方医学检验中心对资金的需求逐渐增大。

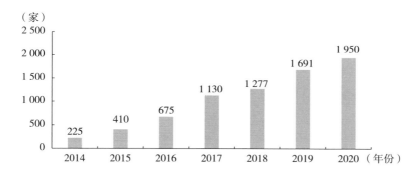

图 3.11　2014—2020 年第三方医学检验中心数量

资料来源：公开资料整理。

　　未来发展趋势是防疫常态化推动第三方医学检验中心快速发展。新冠肺炎疫情暴发以来，第三方医学检验的专业价值得到进一步认可，2020 年 4 月，国务院发文明确第三方医学检验中心在新冠病毒检测中的参与方式，由以往的"鼓励"转变为"应当由"，并首次提出"委托给独立设置的医学检验实验室"。在政策和市场的双重利好下，第三方医学检验行业将迎来更大的发展机遇。

（二）医学影像中心从"小试"走向"小成"

第三方医学影像中心指独立设置并通过应用 X 射线、CT、磁共振（MRI）、超声等现代成像技术对人体进行检查，出具影像诊断报告的医疗机构。目前，我国第三方医学影像诊断行业市场规模近 3 000 亿元，其能够得到快速发展的主要原因包括：一是国家鼓励民营资本建立第三方影像中心，承认第三方影像中心的独立法人地位，检查结果互认；二是多点执业，分级诊疗等政策导流影像科医务人员；三是移动互联网、智能硬件的发展为远程医疗影像行业医疗端和患者端的对接提供了坚实基础；四是政府限制公立医院采购大型设备；五是三甲医院影像设备使用供不应求，就诊人数多，部分医院排队数月导致患者分流。

现阶段，我国第三方医学影像中心发展还处于"早期阶段"，其发展模式主要有两种。一是设立在一线城市的第三方医学影像中心走差异化、高端化路线，提供部分公立医院没有的服务项目，如 PET-CT/PET-MR 等高端影像检查。二是设立在二、三线城市的第三方医学影像中心走合作发展道路，主要与影像科较弱的区域医院合作，相互导流患者，即由合作医院导流患者做影像检查后又导流回合作医院做手术，类似于医院将影像科外包的模式。

目前存在的主要问题：一是现有的许多医疗机构尤其是大型三级医院都购置了大量医学影像设备，招聘了大批医学影像人才，这些资源难以在短期内消化和分流；二是全国各地大量新建或扩建高规格医院，在影像设备方面均按照高规格引进设备；三是建立长期稳定的患者转诊渠道具有较大挑战。

未来发展趋势是第三方医学影像中心能够最大化开发和利用设备、资金、人力、患者等资源，缓解区域医疗资源配置不均衡问题，大大降低单次检查成本，并可以加快设备更新周期，跟上科学技术发展步伐，更好地为区域内人民群众服务，让患者就近享受优质、同质的医学影像诊疗服务。未来，连锁化、规模化是第三方医学影像中心发展的大趋势，将与线上远程读片、AI诊断相结合，并延伸到肿瘤放疗、康复等服务。

（三）病理诊断中心从"萌芽"走向"萌动"

病理诊断指通过显微镜进行病理形态学观察，由临床病理医生利用显微镜等工具对手术切下或尸体解剖等取下的病变样本进行固定染色后，在显微镜下进行组织学或细胞学检查，以研究疾病发生的原因、发病机制、疾病过程中患病机体的形态结构、功能代谢的改变以及病情的转移和发展情况，进而为疾病的诊断、治疗、预防等提供必要的理论基础和实践依据。病理诊断项目主要包括组织病理诊断、细胞病理诊断、免疫病理诊断、分子病理诊断四项。第三方病理诊断中心是可以出具病理诊断报告的独立设置的法人单位，为各类医疗机构提供病理诊断服务，能够承担相应法律责任，不包括医疗机构内设的病理科。

在中国，提供第三方病理诊断业务的机构有两种：一是专注于病理诊断业务的独立第三方病理诊断中心；二是主营业务包含病理诊断的第三方医学检验中心。目前，第三方病理诊断中心行业市场规模保持快速增长的趋势。有关数据显示，2014—2018年，中国第三方病理诊断行业市场规模由7.4亿元增至23.4亿元，其间，年复合增长率为33.3%。预计到2023年，市场规模有望上升至152.4亿元（见图3.12）。

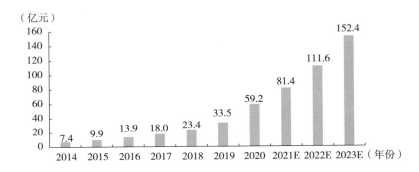

（亿元）

图3.12　第三方病理诊断中心市场规模

资料来源：头豹研究院。

目前存在的主要问题：病理医师严重紧缺。中国病理科执业医师数量远低于国家要求的临床配备标准。《中国卫生健康统计年鉴》数据显示，中国病理医师的缺口在14万名左右。造成中国病理医师数量缺口大的主要原因有两个。一是收入低。常规公立三级综合医院收入构成中，药品占比约为35%，耗材占比约为20%，检查类占比约为20%；在检查类中，医学影像与医学检验占比超过90%，病理占比较低，导致病理科建设发展迟缓，病理医生从业意愿不强。二是门槛高。病理诊断是疾病诊断的"金标准"，其准确性直接影响疾病后续治疗方案的制定，所以说标准严格、责任重大。病理科医生相对于其他学科医生对个人能力素质要求更高，一般而言从获得学士学位到成为病理主治医师需要 12~15 年的时间，远大于其他临床科室医生的培养周期。

　　未来发展趋势如下。一是区域连锁化发展。第三方病理诊断中心的发展趋势是以一点为中心，辐射周边医院，以达到降低诊断成本、提高诊断效率的目的，通过区域连锁化发展，形成覆盖广泛的病理诊断中心网络布局。二是"AI+病理"。AI 技术为第三方病理诊断行业的发展提供了全新的方向。病理诊断将成为影像 AI 的主要应用场景之一，通过将 AI 技术赋予相关设备以智能获取医学影像，进而辅助医生进行病理诊断。

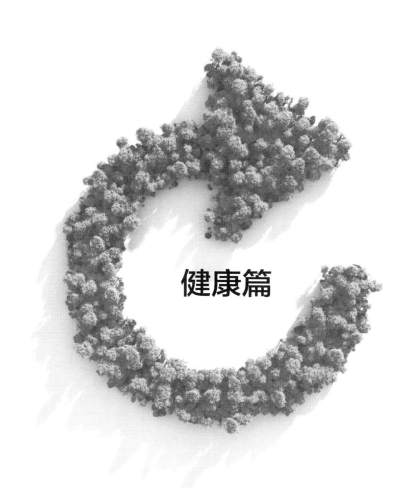

健康篇

人民健康是社会文明进步的基础，是民族昌盛和国家富强的重要标志。健康不再是传统意义上的医疗服务范畴，而是要围绕生命周期、服务流程提供全方位的服务保障。

本篇在《形势篇》《政策篇》内容的基础上，重点阐述健康产业四大细分领域（医疗服务、健康管理、医疗器械、医药）中健康管理产业的发展现状与趋势。主要包括两部分内容：一是医疗前端的健康管理，侧重"预防"，围绕功能、协同、辅助、价值等主题，关注健康服务、商业保险、智能设备、健康数据在产业中的作用；二是医疗后端的健康管理，侧重"康养"，围绕体系、路径、延伸、支撑等主题，关注养老模式、医养结合、康复医学、辅助器具等内容。

通过本篇的介绍，读者可以了解健康管理产业重塑的基础、方向、内容、路径等，以更深入地回答"健康产业重塑什么、怎么重塑"的问题。

一、医疗前需"预防式"健康

健康管理主要是侧重于医疗服务的"前端"和保险服务的"联动"，以此延伸出健康维护与促进等相关领域。初创期横跨 20 世纪 70 年代至 90 年代。在此阶段，相关服务与商业保险，特别是健康险，尚未联动（见表 4.1）。规划期横跨 20 世纪 90 年代至 2015 年。在此阶段，相关服务与商业保险，特别是健康险，处于探索阶段，部分保险产品与医疗服务实现了有效衔接（见表 4.2）。发展期从 2015 年延续至今。在此阶段，相关服务与商业保险，特别是健康险，处于紧密结合阶段，多项保险产品与医疗服务深度融合（见表 4.3）。

表 4.1　初创期基本情况

领域	标志性事件
健康管理	■ 20 世纪 70 年代末，始于美国的健康管理，作为一门学科和行业进入中国。 ■ 1979 年，国内恢复保险业。1982 年，中国人民保险公司上海分公司经办上海市合作社职工医疗保险，成为首批健康保险业务。

续表

领域	标志性事件
医疗服务	■ 1985 年，中国全面医改正式启动，放权让利，扩大医院自主权，医疗服务的有效供给增加。健康管理伴随着医疗服务的发展开始萌芽。

资料来源：公开资料整理。

表 4.2　规划期基本情况

领域	标志性事件
健康管理	■ 2004 年，原中国保监会批准设立人保健康等专业健康险公司，改变商业健康险依附寿险与财险的状态，开始进入专业化经营时代。 ■ 2005 年，健康管理师正式成为新职业。 ■ 2006 年，原中国保监会颁布健康保险办法，规范健康保险经营。 ■ 2007 年，中华医学会健康管理分会正式成立。 ■ 2010 年起，在北京、上海、广州等一线城市，一批健康管理公司陆续成立。
医疗服务	■ 2009 年，新一轮医改全面启动，医院公益性重新回归，基本医疗保险全面推广，商业保险成为基本医疗保险的有效补充，健康管理有了新的支付方。
消费医疗	■ 20 世纪 90 年代初，以慈铭为代表的体检中心成为消费医疗的开拓者。至此，国家陆续出台支持社会办医等相关文件，体检、口腔、医美、眼科等作为民营医疗机构的主体，陆续登上历史舞台，成为开展健康管理服务的主流机构。

资料来源：公开资料整理。

表 4.3　发展期基本情况

领域	标志性事件
健康管理	■ 2018 年，国家明确健康管理师由卫健委职业技能鉴定机构考核发证，首次启动全国统一考试。 ■ 作为健康管理的综合服务平台，平安好医生 2018 年登陆港交所。 ■ 商业健康险呈现爆发式增长。

领域	标志性事件
医疗服务	■ 商业保险已成为基本医疗保险有效补充的重要组成部分。 ■ 不同年龄段的重疾险、健康险产品层出不穷，国际国内知名医疗机构与商业保险的对接成为趋势，涵盖健康管理与医疗服务的保险产品不断迭代。
消费医疗	■ 以美年大健康、爱康国宾、瑞尔齿科、爱尔眼科、联合丽格为代表的消费医疗企业，逐步受到消费者的认可，也带动了健康管理服务的发展。

资料来源：公开资料整理。

（一）功能：健康促进

健康管理服务的核心功能是健康促进，是以现代健康概念和中医"治未病"思想为指导，运用医学、管理学等相关学科的理论、技术和方法，对个体或群体健康状况及影响健康的危险因素进行全面连续的检测、评估和干预，实现以促进人人健康为目标的新型医学服务过程。目前，常见的健康管理服务包括：个人健康档案、医疗体检或体质监测、健康风险评估和疾病早期筛选与预防、健康生活方式干预、专家健康咨询和健康常识讲座、私人医生、疾病（包括慢病）管理与干预、康复护理和保健、网络健康管理服务、健身服务、就医绿色通道等，其产业规模逐年增大且增速较高（见图 4.1）。

健康管理常规服务作为一个新兴行业，在发展过程中存在着较大的地域差异。总体来讲，按照各区域经济发展水平等指标，可以将健康管理常规服务市场划分为一类地区、二类地区和三类

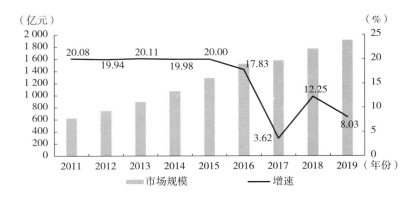

图 4.1 2011—2019 年健康管理常规服务市场规模

资料来源：智研咨询。

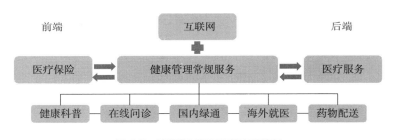

图 4.2 健康管理常规服务产业链条

资料来源：公开资料整理。

地区。其中，一类地区为北京、上海、广州、深圳等一线城市；二类地区为除一线城市外的省会城市、计划单列市等二线城市；三类地区为除一、二线城市外的其他城市。目前，三类地区的市场尚不成熟，专业健康管理常规服务机构较少，当地居民健康意识不强。随着中国经济不断发展及城镇化进程的加快，三类地区的辐射人口数量将不断增加，健康管理常规服务市场具备一定的发展潜力，但需要进一步开发。目前，健康管理常规服务主要集中在健康体检，其他常规服务主要集中在健康科普、在线问诊、国内绿通、海外就医、药物配送等方面。提供这些服务的机构大多依靠强大的互联网功能，以流量资源带动常规服务的互联网医疗企业成为主力军，如春雨医生、微医、好大夫在线、丁香园、医联、企鹅杏仁、平安好医生、阿里健康、京东健康等（见表4.4）。

表4.4　健康管理常规服务企业市场渗透率

企业名称	2020Q1市场渗透率（%）	类型
平安好医生	2.5	挂号问诊
小豆苗	2.1	挂号问诊
优健康	1.9	健康管理
好大夫在线	1.8	挂号问诊
微医	1.2	挂号问诊
微脉	1.0	挂号问诊
叮当快药	1.0	医药电商
健客网上药店	1.0	医药电商
丁香园	0.8	医生助手
健康云	0.6	健康管理
1药网	0.5	医药电商
华医通	0.5	挂号问诊
爱康集团	0.4	健康管理
用药助手	0.3	医生助手
护眼宝	0.3	健康管理
北京协和医院	0.3	挂号问诊
科瑞泰Q医	0.2	挂号问诊
金苗宝	0.1	挂号问诊
丁香医生	0.1	挂号问诊
北京儿童医院	0.1	挂号问诊

资料来源：公开资料整理。

（二）协同：商业保险

健康管理与保险存在天然耦合。保险安邦护民的本质特点使保险与健康管理必然走上合作之路。保险公司只有嵌入健康管理各个环节，融入保障全过程，才能全面掌握各类疾病数据，开发精准化产品，创新险种，提升产品竞争力。目前，美国商业保险与健康管理深度结合的凯撒模式、匹兹堡模式等已经得到国际保险业的广泛认可，证明其必将成为未来保险业的发展趋势。

1. 优势方面

一是天然耦合关系。先进的保险管理理念对于控制风险、规避风险起到未雨绸缪的作用。作为商业保险，特别是健康险，其管理除了能够有效地管控医疗服务环节、控制医疗费用外，还需要通过改变被保险人的生活习惯，使用有效的预防保健方式和健康促进手段，提高被保险人的健康水平，达到"不得病""少得病""得病后早干预早康复"的目的，从而实现被保险人健康状况的全生命周期管理，提高健康险的保障价值。从这个角度来说，保险与健康服务天然耦合。

二是互利互赢关系。保险机构作为健康服务机构的支付方，对其有质量、效益、控费等多项要求，客观上要求服务机构必须提升服务价值，如通过单病种核算、DRGs（诊断相关分组）、临床路径来规范服务流程，降低服务费用。健康服务机构作为保险机构的服务提供商，也需要通过精细化管理服务好被保险人，以获得长期稳定的客户人群。当前，国际通认的 JCI 标准是保险与健康服务衔接的有效桥梁。JCI 认证是美国医疗机构评审联合委员会国际部专门为协助世界各国最优秀的医院融入国际质量评审和保险系统而设计的认证体系，是国际上广为推崇的医院质量标准，也是国际医疗保险机构的准入门槛。通过 JCI 认证的医疗机构将获颁 JCI 认证证书，同步也成为保险机构选择的对象。目前，中国大陆通过 JCI 认证的机构有 86 家，如浙江大学医学院附属邵逸夫医院、复旦大学附属华山医院、北京和睦家医院、天津泰达国际心血管医院等。全球 100 多家保险公司与其实现了直接付账，双方实现了互利共赢。

三是投服联动关系。一方面，健康服务业投资规模大、盈利周期长，需要长期资本的投入。保险资金具有规模大、期限长的特点，与健康服务业的发展需求高度契合，可以成为健康服务业重要的资本来源。另一方面，保险资金投资健康产业能够缓解保险资金错配压力，规避经济周期性风险，弱化因资本市场的不稳定对保险公司投资收益的影响，提升保险公司的抗风险能力和可持续发展能力。

2. 劣势方面

一是从保障体制角度看。2009 年 3 月，《中共中央　国务院关于深化医药卫生体制改革的意见》成为新时期医改的纲要性文件，主要任务是建设"四梁八柱"，目标是"建立健全城乡居民的基本医疗卫生制度，为群众提供安全、有效、方便、价廉的医疗卫生服务"。这既决定了政府的主导性，也决定了保障的公益性。在此保障体制下，健康服务体系主要集中在公立机构，因此，商业保险公司在对接优质服务主体时缺乏话语权，导致健康险与健康服务机构的衔接存在一定困难。目前，保险公司主要是与一些第三方民营健康服务机构合作，存在客户信息泄露、服务项目违约、服务质量不稳、服务效率不高等风险。

二是从业务经营角度看。2020 年 9 月，中国银保监会向各银保监局、保险公司和保险行业协会下发了《关于规范保险公司健康管理服务的通知》，明确了保险公司健康管理服务的定义和服务要求，"保险公司提供的健康管理服务是指对客户健康进行监测、分析和评估，对健康危险因素进行干预，控制疾病发生、发展，保持健康状态的行为，包括健康体检、健康咨询、健康促进、疾病预防、慢病管理、就医服务、健康教育等"，也明确"保险公司提供的健康管理服务包含在保险产品责任条款中的，其分摊成本不得超过净保险费的 20%，并应在条款中明确健康管理服务的具体内容，同时在精算报告中说明其定价依据。单独提供健康管理服务的，应签订健康管理服务合同，并明确注明服务内容和服务价格"。目前，该文件刚刚印发，这也表明了长期以来保险与健康服务相互融合缺乏定义、规范、定价要求和操作路径，给健康保险业发展带来诸多掣肘。

三是从技术支撑角度看。健康险作为新兴的保险产品，需要专业化的精算，离不开大数据的支持和高科技发展的赋能。由于生命体征的各项指标和服务就诊的各种信息具有私密性，同时多集中于政府部门与公立机构，因此保险公司在产品创新、核保核赔方面缺乏数据支撑。另外，以 AI 健康服务为代表的新时代科技行业虽然发展迅猛，但在医疗大样本数据选取、计算模型搭建、应用场景设定、营利模式确认上都处于摸索、创新、打磨阶段，这也从另一个角度制约了保险产品的创新发展。

3. 发展趋势

一是"健康保险"+"健康服务"将深度融合。2020 年，中国银保监会发布《关于规范保险公司健康管理服务的通知》，保险公司将进一步加强与医疗、体检、护理等机构的合作。一方面，在健康产品中为参保人提供健康风险评估、健康体检、健康咨询等服务；另一方面，通过发挥支付方管控力量，加强对医疗行为的监督和对医疗费用的控制，促进医疗服务行为规范化。

二是"保险资金"+"健康产业"将同频共振。大型保险集团多选择重资产投入，自建体系或利用资本运作，谋求与健康服务业的整合。尤其是一些大型保险集团通过延伸产业链条，构建涵盖健康保障、健康服务、医疗护理、养老社区等"大健康"的产业链、服务链和生态圈，有效延伸健康险服务空间、产业空间和投资空间，这既可以促进主业发展、深化服务内涵、强化风险管控，也可以延伸投资链条，形成多元盈利，提升竞争优势。实现健康保险与健康服务业融合，构建"大健康"生态圈，已经成为部分保险公司建立和巩固竞争优势的重要战略选择。

三是"健康产业"+"健康保险"将反向跨界。现阶段保险公司作为支付方，相对于健康服务提供方处于强势地位，但随着健康服务业的发展，高品质的健康服务将成为保险公司销售健康险产品的核心竞争力。特别是"大健康"生态圈的建立，将有效打通预防、治疗、康复全链条，形成健康服务平台，从保险产品的附加功能转化为保险产品的服务平台，为此，健康服务业的龙头企业会逐步谋求进入健康保险市场，反向推动健康险的发展。

（三）辅助：智能设备

开展健康管理需要数据支持，离不开智能设备作为支撑。这些智能设备是一种以终端硬件设备为基础，通过软件支持、人工智能算法、云端交互、数据分析等来完成智能化指令、实现信息反馈的便携设备。目前，市场中智能设备产品形态各异，主要有智能眼镜、智能手表、智能手环、意念控制、健康穿戴、体感控制、物品追踪等。从品类分布来看，智能手表、智能手环和智能耳机产品合计占据了超过90%的市场份额。

经调研，国内健康管理智能设备企业主要聚集地在深圳、北京和长三角地区。深圳健康产业数据显示，深圳涉及可穿戴设备的企业达到上千家，小微企业在数量上约占到80%，拥有从传感器、柔性原件、终端设备到交互解决方案的完整产业链（见图4.3），已经初步形成了由创客团队、小微企业、上市企业构成的可穿戴设备发展梯队。一方面，如酷派、中兴、华为等巨头设备商相应地推出了手环、腕表等可穿戴设备，还有如大麦科技、映趣科技、麦开科技、西莓科技等新兴公司致力于打造独特的创新穿戴式产品，关注中高端市场。另一方面，也出现了一大批由山寨手机厂商转型而来的小型设备商，主要以生产智能手表、智能手环为主要方向。

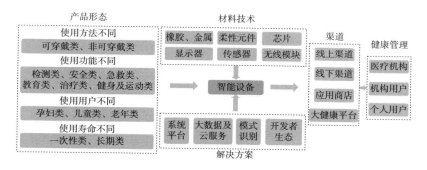

图4.3　健康管理智能设备产业链条

资料来源：公开数据整理。

北京作为首都，集聚了科技人才、媒体平台、消费实力等优势资源。目前，以百度、联想、小米、360、土曼科技、熙康、康康血压、天地弘毅、滕海视阳等为代表的知名企业正积极布局市场，北京发展可穿戴设备的热潮迭起，长三角地区是又一个可穿戴设备产业发展集聚区。上海聚集了大量的可穿戴设备创业公司，主要集中于传感器芯片、基带芯片、射频芯片、存储芯片、显示屏等产业链的上游领域，同时在整机生产领域也不乏像果壳电子、欧孚通信、无寻网络、浩创信息等这样有实力的企业。杭州蓝斯特科技有限公司是一家专注于智能眼镜与AR（增强现实）技术研发的创新科技型企业。神念电子科技（无锡）有限公司是生物传感技术的行业领导者，为可穿戴设备提供心电及脑电解决方案。

（四）价值：健康数据

　　健康数据（指"健康医疗大数据"）涵盖人的全生命周期，既包括个人健康，又涉及医药服务、疾病防控、健康保障和食品安全、养生保健等多方面数据的汇聚和聚合。我国的健康数据领域发展可追溯至 2009 年新一轮医改，电子病历等医药卫生信息化成为深化改革"四梁八柱"的八柱之一。截至目前，行业已拥有十余年的数据积累，成为改善医疗矛盾、提高医院服务效率和助力患者自我健康管理的重要途径之一，并在临床科研、公共卫生、行业治理、管理决策、惠民服务和产业发展等方面显著影响着整个医疗行业的变革。健康医疗大数据领域涉及的相关技术范围非常广，如在底层数据采集中包括信息化、物联网、5G 技术，处理分析中包括深度学习、认知计算、区块链、生物信息学及医院信息化建设等（见图 4.4）。2015 年 8 月国务院发布了《促进大数据发展行动纲要》，支持发展医疗健康服务大数据，构建综合健康服务应用。随后，国务院、原卫计委相继发布了多项政策，以促进各省市政府将健康医疗大数据提升至战略层面，为健康管理行业的发展提供了基本保证。

　　目前，我国健康医疗大数据产业已形成由"国家队"主导，各大数据平台、智能化管理软件、云服务商、生物信息企业等多类健康医疗大数据企业共同瓜分细分领域市场的竞争格局。2017年上半年，在原国家卫计委统一组织牵头筹建下，医疗大数据产业"国家队"——中国健康医疗大数据产业发展集团公司、中国健康医疗大数据科技发展集团公司、中国健康医疗大数据股份有限公司相继宣布筹建，三大集团的格局迅速奠定。在采取"1+5+X"（即1个国家数据中心、5个区域中心、X个应用发展中心）的健康医疗大数据发展规划的背景下（见图4.5），"国家队"将承担国家健康医疗大数据中心、区域中心和应用发展中心的建设和健康医疗科技文化产业园等经济发展运营工作，以扩大健康医疗大数据建设的覆盖范围，深化健康医疗大数据的应用并完善健康医疗大数据保障体系。可以看出，随着健康医疗数据体系的不断完善，健康管理行业将迎来蓬勃发展期。

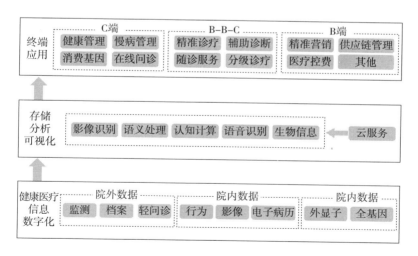

图 4.4　健康管理涉及数据产业链条

资料来源：公开资料整理。

| 1个国家级中心 | 北京 |

| 5个区域中心 | 北方区域中心：山东
东部区域中心：江苏
南方区域中心：福建
西部区域中心：贵州
中部区域中心：安徽 |

| X个应用发展中心 | 福州模式：以本地数据汇集为主
南京模式：以基因数据库建设为先导
济南模式：以数据汇集为主，汇总北方健康大数据
合肥、贵州模式：深入推进大数据+大健康融合发展 |

图4.5 "1+5+X"健康医疗大数据发展规划

资料来源：公开资料整理。

二、医疗后需"康养式"健康

养老行业兼具消费和公共属性，具有体系化、系统化特点，是市场与社会相结合的行业。广义上的养老行业是满足高龄长者物质和精神生活多层次需求的系统性行业，涉及医康养护、生产制造、信息化、教育培训、金融服务等多个领域，涵盖衣食住行、文体休闲、社交娱乐等多个方面（见图4.6）。其产业链非常庞大，上游主要包括器械与设施、信息化解决方案、人才教育与培训，中游主要包括居家养老、社区养老、机构养老等相关服务，下游包括用户及相关支付方等（见图4.7）。

中国养老行业萌芽于改革开放时期，由于老年人口比例上升，年轻劳动力外流，传统家庭养老基础逐渐削弱，政府主导的养老资源支撑不足。因此，社会资本参与养老行业得到政府鼓励和支持。自2000年中国老龄化进程加速以来，国有企业、保险公司、房地产企业、各方资本力量等相继进入养老行业，大力投资养老机构在一定程度上推进了行业快速发展，但到目前为止，养老行业仍处于发展阶段，暴露出"散、乱、贵、弱、差"等问题。未来，老年人消费能力和消费习惯仍需进一步提升和培养，行业发展模式和商业模式仍需进一步打磨和探索，行业体系化、系统化的特点仍需进一步赋能和放大。

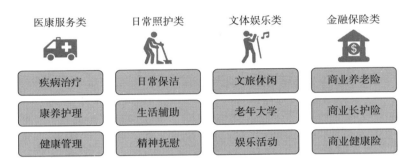

图4.6　养老行业涉及的部分领域

资料来源：公开资料整理。

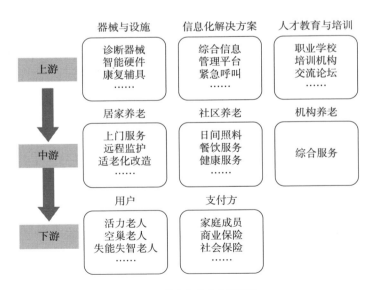

图4.7　养老行业产业链示意

资料来源：公开资料整理。

（一）体系："9073""9064""9802"

狭义上的养老行业主要是为高龄长者提供适宜的养老方式，即按照养老场所和服务形式的不同，分为居家养老、社区养老和机构养老三类（见表4.5）。现阶段，政府结合基本国情、风俗习惯、人群构成等因素，已基本确定了以"居家养老为基础，社区养老为依托，机构养老为支撑"的养老服务体系框架（见图4.8），先后提出了"9073"（即90%的老年人居家养老、7%社区养老、3%机构养老）、"9064"（即90%居家养老、6%社区养老、4%机构养老）、"9802"（即98%居家社区养老、2%机构养老）等结构模式，进一步强化和明确了居家和社区在养老服务体系中的基础性地位。

表4.5 三种养老方式对比

养老方式	主要场景	主要群体	养老成本
居家养老	自己或亲人家中	有基本生活自理能力的老年人	低
社区养老	附近社区	基本生活自理能力相对较弱，或无人照护的老年人	中
机构养老	专业养老机构	活力老人，或失能失智程度较高的老年人	高

资料来源：公开资料整理。

"居家养老"是以家庭为核心的养老模式，老年人在家独自居住或与子女等家庭成员共同生活。该模式具有养老成本低、环境熟悉度高、家庭氛围强等特点，是大多数老年人养老的主要选择，也是中国"三世同堂"传统家庭文化的重要组成部分。目前，根

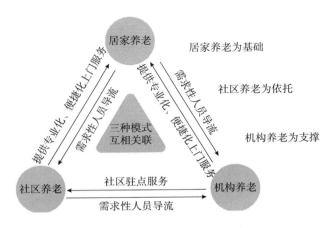

图 4.8 三种养老方式关联性示意

资料来源：公开资料整理。

据使用场景和服务形式不同，居家养老服务主要可以分为三种。一是上门服务，即由专业人员上门，为老人提供日间照料、生活辅助（助餐、助浴等）、医疗护理、健康促进等服务。二是远程监护服务，即借助互联网、物联网、人工智能等先进技术，在不侵犯隐私的前提下，远程监测老年人的健康水平和生活状况，及时发现和处理紧急情况。三是房屋适老化改造，即为适应老年人养老生活需求，在安全、便捷、实用的前提下，对老年人居住场所用品和设施进行改造升级，如厨房、卫生间养老设施改造，家具棱角防撞改造等（见图 4.9）。居家养老作为绝对主流的养老方式，未来将得到政府更大的扶持力度，公共资源配置也将更多向居家养老倾斜，随着政策逐步开放，社会资本也将逐步把关注点从机构养老领域向居家养老领域转移。

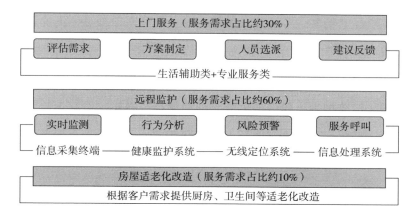

图 4.9　居家养老服务示意

资料来源：公开资料整理。

　　"社区养老"是居家养老的有力补充，通过引进专业服务机构，或依托社区现有公共资源和服务设施，为社区老年人，特别是生活自理能力相对较弱或家庭成员不在身边的老年人提供社区范围内优质、便捷、快速的养老服务。常见的社区养老服务机构包括社区老年食堂、老年驿站、老年卫生服务站、日间照料中心、社区健康管理中心、老年活动中心等。这些机构以"一刻钟所及"为前提条件，结合社区人口密度、老年人口分布情况、交通便捷程度、有效服务半径等因素来规划设置，确保大多数老年人在家门口就能享受到养老服务。目前社区养老一般由政府主导、专业机构参与运营，具体运营思路主要包括三种。一是社区配建养老服务设施的，可无偿用作社区养老机构建设，交由专业化服务机构运营。二是社区未配建养老服务设施的，政府通过购买、租赁等方式获得服务场地，再将其交由专业化服务机构运营。三是对于政府已交给其他单位使用的养老服务设施，根据具体情况，转交专业化服务机构运营。运营方式大致包括联合运营、连锁运营、独立运营以及 PPP 运营（政府和社会资本合作运营）（见图 4.10）。由于社区养老具有较强的公益和福利属性，因此定价权由政府主导，市场化机构很难获取较大的盈利空间。受限于盈利模式、区域建设及社会发展水平，社区养老体系还不完善，政企在社区服务合作方面还需要进一步探索。

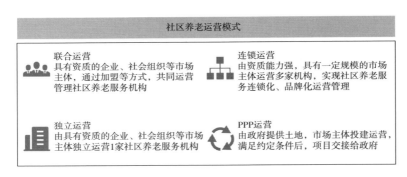

图 4.10　社区养老服务运营模式

资料来源：公开资料整理。

"机构养老"是以养老院、老年公寓、康养中心等专业化养老机构为主体的养老模式（见图 4.11）。该模式为老年人集中提供居住、清洁、餐饮、就医、护理、社交、娱乐等综合性养老服务，适用于失能失智、家人无力照护、空巢独居等老年人群体，某些养老机构也适用于活力老人。根据需求人群不同，养老机构可分为三类：一是保障型养老机构，主要包括社会福利院、敬老院等，由政府出资主导，一般为非营利性机构，为低收入或特殊老年人群提供福利性养老服务；二是普通型养老机构，主要为一般性养老院，由政府给予政策或资金支持，市场机构参与运营，养老费用适中，主要面向有一定收入基础的社会老年群体；三是高端型养老机构，一般同时具备消费和地产属性，多为营利性机构，由社会资本建设运营，提供全方位的高端养老服务，由于整体收费较高，主要面向家庭经济水平较高的老年群体。

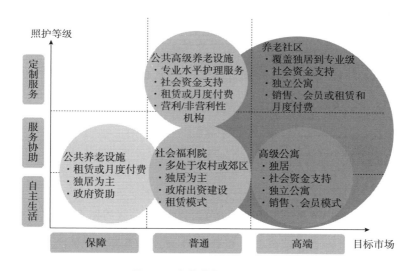

图 4.11　机构养老服务模式示意

资料来源：公开资料整理。

从目前看，社会资本已成为我国养老行业的主要资金来源，占比接近 80%。其中，保险公司及房地产企业凭借丰富的开发经验和充足的资金量成为养老行业的主要参与者。对于保险公司来说，资金体量大、成本低、久期长等特点与养老机构的投资周期及收益特点尤为匹配，同时"养老"与"保险"具有天然联系，是业务推动、业务融合的主要方向，因此投建养老机构成为保险公司主流，代表项目如泰康的泰康之家燕园、中国人寿的国寿嘉园、中国太平的梧桐人家等；对于房地产企业来说，养老机构本身具有"地产属性"，养老地产也是养老行业中比较成熟的模式，对于房地产企业来说是较为优质的资产，同时，以"养老"为基础，更容易拓展区域商业地产项目，对房地产企业转型升级具有支撑作用。未来，从降低经营成本和风险、集中养老服务资源、提升服务质量等方面考虑，不管是保险公司还是房地产企业，参建养老机构将会走向品牌化、连锁化、专业化、差异化，"精细化管理"将替代"规模扩张"，从而提升全方位竞争力。

（二）路径：医养结合

近年来，养老相关政策不断强调和推进"医养结合"，通过将医疗卫生机构和养老服务机构有机融合，以满足人民养老生活中对于医疗健康保障的需求。在居家养老方面，医养结合主要体现在上门服务部分，主要是通过专业医学评估，为居家养老人群提供康复医疗、用药指导等服务；在社区养老方面，医养结合主要体现在社区养老服务中心和社区卫生服务中心的功能结合上；在机构养老方面，医养结合主要体现在养老机构配建医疗机构、医疗机构进驻养老机构、养老机构与区域医疗机构签约合作等，医养结合成为机构养老长期稳定发展的关键因素（见图 4.12）。

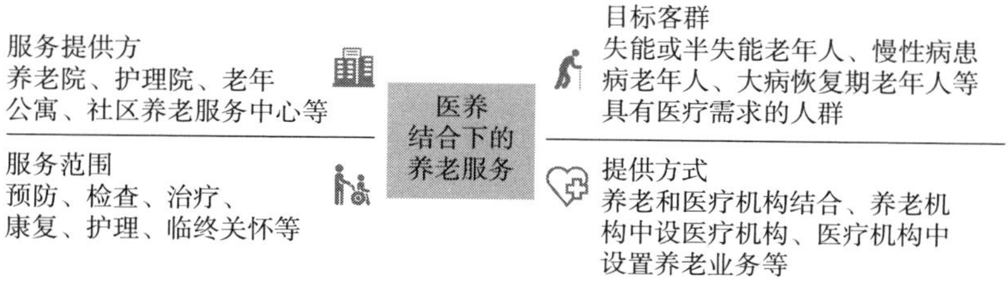

图 4.12　医养结合下的养老服务

资料来源：公开资料整理。

目前来看，我国医养结合的商业模式仍处于探索阶段，且受监管、支付等多重因素影响，发展相对缓慢。主要体现在三个方面。一是监管体系相对独立。传统养老机构的主管部门是民政部，医疗机构的主管部门是各级卫健委，费用支出等方面的主管部门是人社部，多方监管、责任边界不清等问题导致医养结合在实践中遇到许多问题。二是支付体系相对薄弱。目前大部分养老机构设立的医疗机构申请划入医保比较困难，而商业保险在规模和品类上还不完善，支付体系不够成熟。三是专业人才严重不足。我国全科医生数量存在巨大缺口，严重阻碍医养结合推动进程。四是市场化运作不够成熟。不管是"医"还是"养"，两者都具有极强的社会公益属性，对于社会资本来说，营利是其最大目的，目前看还没有相对成熟的商业模式来吸引社会资本的参与。

在未来，"医养结合"仍是养老行业发展的重点方向，当新技术、新模式不断推出时，两者的结合也将更加紧密，"化学作用"将长期持续。一是"互联网+"为"医养结合"提供更大可能。"智慧养老""AI 辅助养老""5G 远程技术"等新兴技术将逐渐普及，互联网数据共享实现病历共享、需求共享，这都为构建养、护、医一体化的医养结合体系提供了可能。二是社区"医养结合"能力放大。随着疫情防护常态化，社区医疗功能将会得到更进一步放大，社区医养结合能力将得到大力强化。三是医养结合政策进一步完善。我国目前已基本形成完整的养老政策体系框架，养老服务业发展迅速，从大趋势看，未来医养结合领域相关政策还将频出，将对行业发展起到良好的促进作用，为市场提供良好的预期。四是"以医促养"模式更加突出。一方面，加强民政、卫生等部门的合作，建立健全养老机构与医疗机构间的双向转诊机制，"以医促养"运营模式更加畅通；另一方面，区域闲置医疗资源将重新利用，部分或整体转型支持医养结合发展。

（三）延伸：康复医学

现代康复护理服务（又称"康复医学"）于20世纪80年代引入中国，属于新兴学科，其载体主要为康复机构。一般运用运动疗法、作业疗法、言语疗法结合物理因子等手段，对患者进行综合的评估、治疗和训练，以达到消除和减轻患者的功能障碍的目的。在最初兴起时是以残疾人为主要服务对象，随着科技水平的进步、人们生活品质的提高，服务对象拓展到了病、伤、残者身上，对帮助其尽快重返社会活动有着重要的意义。从产业端看，康复护理服务行业主要集中在公立康复机构（见表4.6），外延涉及康复健康管理、康复软件、远程服务等，其市场规模未来预测将呈现"井喷式"增长态势（见图 4.13）。

表 4.6　康复服务机构 20 强

名次	服务机构	省份	城市	级别	性质
1	中国康复研究中心北京博爱医院	北京	北京	三级	公立
2	广东省工伤康复医院	广东	广州	三级 / CARF	公立
3	首都医科大学附属北京康复医院	北京	北京	三级	公立
4	重庆医科大学附属康复医院	重庆	重庆	三级	公立
5	福建中医药大学附属康复医院	福建	福州	三级 / CARF	公立
6	国家康复辅具研究中心附属康复医院	北京	北京	二级	公立
7	江苏省人民医院钟山康复分院	江苏	南京	三级	公立
8	北大医疗康复医院	北京	北京	三级	非公立
9	湘雅博爱康复医院	湖南	长沙	三级 / CARF	非公立
10	深圳龙城医院	广东	深圳	三级 / CARF	非公立
11	陕西省康复医院	陕西	西安	二甲	公立
12	甘肃省康复中心医院	甘肃	兰州	三甲	公立
13	黑龙江省康复医院	黑龙江	哈尔滨	三级	公立
14	四川省康复医院	四川	成都	三级	公立
15	皖北康复医院	安徽	淮北	三级	非公立
16	上海市第一康复医院	上海	上海	二级	公立
17	鞍山市汤岗子康复医院	辽宁	鞍山	三级	公立
18	上海赫尔森康复医院	上海	上海	二级	非公立
19	安徽省皖南康复医院	安徽	芜湖	三级	公立
20	徐州市康复医院	江苏	徐州	三级	公立

资料来源：艾力彼观察。

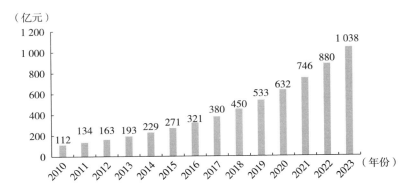

图 4.13　2010—2023 年康复护理服务市场规模

资料来源：动脉网。

　　康复护理服务作为健康管理行业的重要组成部分，与保险的关联主要体现在长期护理险。2020 年 5 月，国家医保局、财政部印发《关于扩大长期护理保险制度试点的指导意见》，明确长期护理险为独立险种。随着政府支付方的明确，以补充为主的商业长期护理险的发展也获得了政策支持，得到了长足发展。不过，相对于商业健康险，商业长期护理险在发展的同时也面临着一些挑战。一是保险客户购买和使用之间有巨大的时间差。购买和出现理赔需求之间相隔超过 20 年，自愿前提下用户的购买意愿低。二是保费高昂。由于护理人员紧缺，费用快速上涨，商业长期护理险的年均保费增长速度在 10%～25%，这让长期护理险的吸引力更低，限制了用户的购买能力。三是补充保障程度越来越高，保障成本随之上升。由于商业长期护理险主要是为政府支付方提供补充，保险公司为争抢客户，往往会增加保障范围，这导致自身成本也急剧升高。所以说，目前商业长期护理险市场虽然广阔，但还不成熟，发展模式有待验证，亟须更有价值的产品服务社会。

（四）支撑：辅助器具

康复护理器械（又称"辅助器具"）是改善、补偿、替代人体功能和实施辅助性治疗以及预防残疾的产品。康复护理器械产业是包括产品制造、配置服务、研发设计等业态门类的新兴产业。

我国是世界上康复护理器械需求人数最多、市场潜力最大的国家之一（见图4.14）。近年来，我国康复护理器械产业规模持续扩大，产品种类日益丰富，供给能力不断增强，服务质量稳步提升，但仍存在产业体系不健全、自主创新能力不够强、市场秩序不规范等问题。当前，我国经济发展进入新常态，全球新一轮科技革命与产业变革日益加快，给康复护理器械产业核心竞争力提升带来新的机遇与挑战。发展康复护理器械产业有利于引导激发

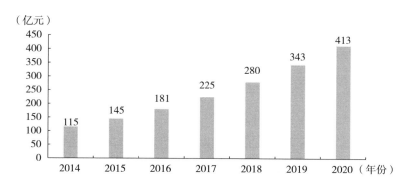

图4.14　2014—2020年康复护理器械市场规模

资料来源：Frost & Sulivan。

新消费、培育壮大新动能、加快发展新经济，推动经济转型升级；有利于积极应对人口老龄化，满足残疾人康复服务需求，推进健康中国建设，增进人民福祉。

为加快康复护理器械产业发展，2016 年国务院印发《关于加快发展康复辅助器具产业的若干意见》，明确了具体的政策支持措施，建立了民政部牵头的部际联席会议制度，统筹推进康复护理器械产业的发展。从产业端看，康复护理器械主要涵盖评定器械、训练器械、理疗设备等；从国家层面看，根据《关于加快发展康复辅助器具产业的若干意见》，鼓励有条件的地方将基本的治疗性康复辅助器械逐步纳入医疗保险支付范围；从行业层面看，中国残联每年部门预算均提出开展辅助护理器械配置纳入医保政策研究；从商保层面看，商业保险也在积极探索，医疗器械责任险也逐步将器械范围扩大到康复护理器械。由于康复护理器械是康复护理服务的支撑，伴随着护理服务业的发展而发展，其所涉及的保险与康复护理服务密切相关，目前，尚处在创新摸索阶段。

康复护理器械行业经过多年发展，逐步延伸出针对个人和机构的五类细分领域（见图 4.15）。在各个细分领域也出现了一批龙头企业（见表 4.7），但市场集中度还非常低。从竞争格局看，康复护理器械行业品种众多，国内康复护理器械生产企业仍以仿制为主，缺乏有自主产权的高端康复护理器械。另外，国内企业的产品应用推广不足，缺少企业整体形象塑造。整个康复护理器械行业呈现出"大市场、小企业"的竞争格局。

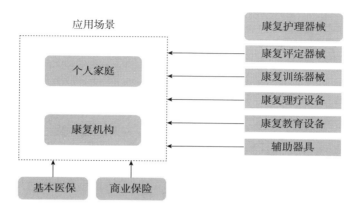

图 4.15　康复护理器械产业链

资料来源：公开资料整理。

表 4.7　康复护理器械竞争格局

分类	相关公司
康复评定器械	一康医疗、钱璟康复、慈济康复、康龙威、优德医疗（839705.OC）
康复训练器械	泰亿格、蝶和科技、三甲医疗、康龙威、慈济康复、优德医疗（839705.OC）、钱璟康复、诚益通（300430.SZ）、伟思医疗、迈动医疗（834222.OC）
康复理疗设备	翔宇医疗、诺诚股份（835186.OC）、诚益通（300430.SZ）、优德医疗（839705.OC）、慈济康复、三甲医疗、泰宝医疗、伟思医疗
康复教育设备	钱璟康复、慈济康复、泰亿格
辅助器具	英科医疗、鱼跃医疗（002223.SZ）、钱璟康复、慈济康复、康龙威、泰亿格、优德医疗（839705.OC）、迈动医疗（834222.OC）

资料来源：公开资料整理。

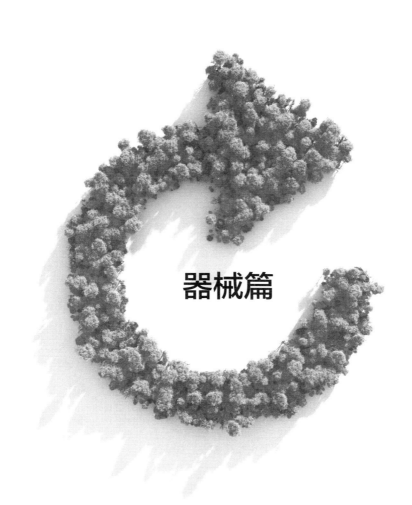

器械篇

医疗器械产业是健康产业的重要组成部分，作为医疗服务、健康管理等产业的配套支撑，在巨大的市场需求和政策利好的双重推动下，医疗器械产业快速成长。

本篇在《形势篇》《政策篇》内容的基础上，重点阐述健康产业四大细分领域（医疗服务、健康管理、医疗器械、医药）之医疗器械产业的发展现状与趋势，主要包括四部分内容：一是高值医用耗材，围绕"科技创新""带量采购"等政策要求，分析国产替代环境下高值耗材的价值走向；二是低值医用耗材，根据中国"世界工厂"优势，分析低值耗材的市场定位与发展趋势；三是医用医疗设备，梳理国内外大型医疗器械企业的市场格局，分析中国企业未来发展之路；四是体外诊断设备，根据行业特点，结合应用场景，分析未来潜在市场与发展空间。

通过本篇的介绍，读者可以了解医疗器械产业重塑的基础、方向、内容、路径等，进一步回答"健康产业重塑什么、怎么重塑"的问题。

一、高值耗材面临"阵痛"

（一）国产替代化正逐步成为发展主流

高值医用耗材一般是指对人身安全非常重要、生产及使用必须严格控制、限于某些专科使用且价格相对较高的消耗性医疗器械。根据《高值医用耗材集中采购工作规范》，高值医用耗材包括血管介入类、非血管介入类、骨科植入类、神经外科类、电生理类、起搏器类、体外循环及血液净化类、眼科材料类、口腔科类及其他类（见表5.1）。

表5.1　高值医用耗材分类

编号	类别	应用领域	主要产品	相关企业
1	血管介入类	冠状动脉、心脏病（结构性、先天性）	导管、导丝、球囊、支架及辅助材料	微创、康德莱、乐普、心脉医疗等
2	非血管介入类	气管、消化道、直肠等	导管、导丝、球囊、支架、内窥镜涉及的材料	微创、乐普、康德莱等

编号	类别	应用领域	主要产品	相关企业
3	骨科植入类	脊椎、关节等	人工关节（椎体、椎板），固定板（钉、针、架、棒、钩），人工骨、修补材料等	威高、微创、凯利泰、春立、爱康、大博等
4	神经外科类	颅骨、脑膜等	颅内植入物、填充物等	微创、赛诺医疗、万特福等
5	电生理类	心脏疾病等	标测导管、消融导管等	微创、乐普、华医圣杰等
6	起搏器类	心脏、膀胱等	永久、临时起搏导管、心脏复律除颤器、起搏导线等	微创、乐普、华医圣杰等
7	体外循环及血液净化类	—	人工心肺辅助材料、透析管路、滤器、分离器、附件等	健帆生物、驼人血滤等
8	眼科材料类	眼科疾病	晶体、眼内填充物等	冠昊生物、欧普康视等
9	口腔科类	口腔疾病	印膜、种植、颌面创伤修复、口腔充填、根管治疗、粘接、义齿、正畸、矫治等材料	正海、威高、通策义齿等
10	其他类	—	人工瓣膜、人工补片、人工血管、高分子材料等	启明、冠昊、微创等

资料来源：百度百科、公开资料整理。

从市场规模来看，近年来，我国高值医用耗材行业得到较快发展，市场规模不断扩容，预计到 2025 年，中国高值医用耗材市场规模将接近 4 000 亿元（见图 5.1）。

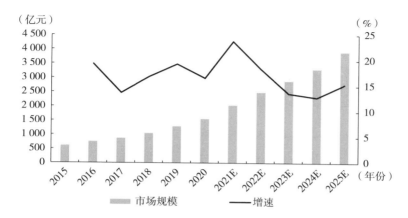

图 5.1 高值医用耗材市场规模

资料来源：公开资料整理。

从产品结构来看，国内高值医用耗材细分领域中的血管介入类和骨科植入类市场占比最高，分别为 35.74% 和 26.74%，为行业发展做出了重要贡献（见图 5.2）。

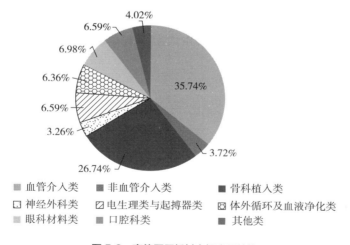

图 5.2 高值医用耗材市场产品结构

资料来源：智研咨询、公开资料整理。

从市场集中度来看，国内头部企业集中程度明显偏低。据统计，全球前20大高值医疗器械企业合计市场规模占总体的54.5%。而中国前20家上市公司的国内市场占有率仅为14.2%（见图5.3），这主要是因为：国内高值医用耗材行业起步时间晚，并且大部分企业的产品线单一，缺乏核心技术优势；高值医用耗材对配送的要求严格，对资金占用的周期较长，使得高值耗材流通企业的服务能力半径有限，导致高值耗材流通领域更加分散，市场集中度更低。

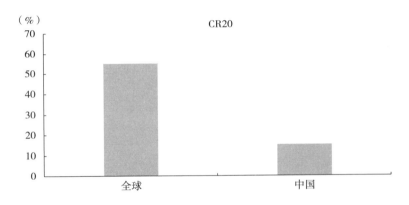

图5.3　国内外集中度对比

资料来源：公开资料整理。

数据显示，一直以来我国高值医用耗材市场近80%由外资企业占领，主要原因如下：在产品端，国外知名企业凭借先进技术、经验积累和质量水准，在与国内多数的高值耗材企业的竞争中占据较大优势；在需求端，耗材使用者对国产医疗器械持有一定的偏见，容易贴上"不安心""不靠谱"的标签，同时对于大型三甲医院来说，设备、耗材的尖端程度往往也是同业竞争、对比的考虑因素。在此背景下，政府多次出台相关政策鼓励创新医疗器械研发，提升高值耗材的创新能力和产业化水平，主要包括加快创新医疗器械审评审批、重点发展重大临床价值产品，特别是要加速高值医用耗材国产化等（见表5.2）。

表 5.2　高值医用耗材国产化相关政策（部分）

序号	时间	发布单位	政策	说明
1	2014 年	国家药监局	《创新医疗器械特别审批程序（试行）》	鼓励高端医疗器械产品创新，加速创新产品的审评审批，该文件于 2018 年已进行修订。
2	2015 年	国务院	《中国制造 2025》	县级医院国产中高端医疗器械占有率 2020 年达到 50%，2025 年达到 70%，2030 年达到 95%。
3	2016 年	中共中央、国务院	《"健康中国 2030"规划纲要》	未来 15 年内，强化器械监管、加强创新能力建设、推进医疗器械国产化，加快产业转型升级。
4	2019 年	国务院办公厅	《治理高值医用耗材改革方案》	对于临床用量较大、采购金额较高、多家企业生产的高值医用耗材，鼓励联合开展带量谈判采购，积极探索跨省联盟采购。支持具有自主知识产权的国产高值医用耗材提升核心竞争力。

资料来源：公开资料整理。

目前，我国高值医用耗材行业国产化的进程正在经历"完成时""进行时""未来时"，小部分细分领域如骨科创伤、心脏支架和心脏瓣膜等领域已经大部分实现了进口替代。其他细分领域产品市场，特别是高端市场，虽然进口产品仍然占据绝大多数市场份额，进口替代程度低，但随着技术突破和国家出台鼓励创新和国产化系列政策，进口替代进程将加速（见表5.3）。

表5.3　高值医用耗材国产化水平（部分）

类别	代表品类	国产技术水平	国产化进程
骨科	骨科植入	受制于工艺水平的差距，像对于脊柱、关节等植入时间较长的器械，仍是国产企业的短板；创伤类植入物因多数短期内即可取出，对材料工艺要求不高。国内企业的竞争优势主要在价格。	创伤植入类国产化率最高，国产化比例达到65%。
			脊柱类产品国产化率居中，国产化比例约为45%。
			人工关节类国产化程度最低，进口产品依然占有绝对主导地位。
心血管	心脏支架	还需要精密加工技术；国内龙头企业在可降解支架的产品线具备先发优势。	心血管支架国产优势持续稳固，国产支架已经开始主导支架市场，近60%完成国产替代。
	起搏器	技术门槛较高，市场高度集中。	还未实现进口替代。
	心脏封堵器	技术发展成熟。	已实现进口替代，国产化比例达90%以上。
神经外科	人工硬脑膜	技术成熟。	已经完成对贝朗和强生外资产品的技术替代。
眼科材料类	角膜塑形镜	技术各有特色，市场份额相对分散，暂无绝对龙头。	还未完全实现进口替代。
口腔科类	口腔修复膜	国内起步较晚，技术存在差异。	还未完全实现进口替代。
血液净化类	—	我国企业技术水平相较于国外还有较大差距。	还未实现进口替代。

资料来源：公开资料整理。

（二）"高值"不再"高价"

一直以来，高值医用耗材价格昂贵，是医疗器械中的"奢侈品"。但客观来看，其"高价值"，既有"高值"的原因，也有"虚高"的成分。

在"高值"方面，主要来自以下几个因素。一是其技术含量和临床价值高。如骨科植入、心血管支架、心脏封堵器等常用于急危重症患者，具有高价值、高风险的特征。同时，高值医用耗材创新性强，一种新产品的发明上市，就意味着产生了新的治疗方案、新的收费项目。二是其市场培育投入高。高值医用耗材患者无法自主选择使用，其功能疗效与医生技术密不可分，高值医用耗材企业需要投入大量费用用于学术推广、培训、跟踪、售后等，以此满足医生对耗材使用长期的经验积累。三是其管理成本高。相较于一般耗材，高值医用耗材在储存、运输、供应等各环节要求较高，并且占用资金量大，供应链成本高，回款周期慢，这些因素均导致管理成本居高不下。

在"虚高"方面，则主要来自以下几个因素。一是价格形成机制不合理。与药品相比，高值医用耗材的销售更加依赖经销商，流通市场的竞争呈现出激烈、散乱等现象。从医院招采的终端价来看，由于高值医用耗材种类和规格较多，很难形成统一的招标采购价，不同的品类出厂价和终端价之间的差价不同。二是医保支付政策不完善。由于品种、原材料多样，难以进行统一归类和对比，没有高值医用耗材的报销指导目录，导致高值医用耗材的滥用。三是医院管控意愿不强。高值医用耗材的使用在一定程度上给医院带来收益，弥补了其他医疗服务项目收益过低的问题。四是利益输送问题难以解决。高值医用耗材多在患者手术中使用，专业性极强，医院少数医生决定着大量高值医用耗材的使用，带金销售成为行业潜规则，不仅推高了耗材价格，也造成过度使用。在过去一段时间，高值医用耗材的"高值"不仅给患者带来了沉重的经济负担，给国家医保支出带来巨大压力，也腐蚀了医务人员，加剧了医患矛盾。因此，大力净化市场环境、整治高值医用耗材行业已迫在眉睫。

2019 年 7 月，国务院办公厅印发《治理高值医用耗材改革方案》（国办发〔2019〕37 号），指出高值医用耗材价格虚高、过度使用、群众反应强烈、社会关注度高等问题，提出将全面深入治理。

一是完善价格形成机制，降低高值医用耗材虚高价格。明确治理范围，将单价和资源消耗占比相对较高的高值医用耗材作为重点治理对象；制定医疗器械唯一标识系统规则，逐步统一全国医保高值医用耗材分类与编码，探索全国范围内跨区域联盟集中采购的模式；实行医保准入和目录动态调整，逐步实施高值医用耗材医保准入价格谈判，实现"以量换价"；完善分类集中采购办法，按照带量采购、量价挂钩、促进市场竞争等原则探索高值医用耗材分类集中采购。取消公立医疗机构医用耗材加成，2019 年年底前实现全部公立医疗机构医用耗材"零差率"销售，高值医用耗材销售价格按采购价格执行；研究制定医保支付政策，建立动态调整机制。

二是规范医疗服务行为，严控高值医用耗材不合理使用情况。严格落实医疗卫生行业管理责任，完善重点科室、重点病种的临床诊疗规范和指南，严格临床路径管理，提高临床诊疗规范化水平；完善医疗机构自我管理，对高值医用耗材的手术管理等临床应用管理纳入公立医疗机构绩效考核评价体系，完善高值医用耗材使用院内点评机制和异常使用预警机制；加强医保定点医疗机构服务行为管理，将高值医用耗材使用情况纳入定点医疗机构医保服务协议内容，加强对医保医生管理。

三是健全监督管理机制，严肃查处违法违规行为。完善质量管理，严格规范高值医用耗材上市前注册审批流程，加强新产品医保管理与注册审批的有效衔接；建立医疗机构医用耗材残次率报告系统，开展医疗器械不良事件监测和再评价工作；加强流通管理，通过"两票制"减少高值医用耗材流通环节，推动购销行为的公开透明化；加强公立医疗机构党风廉政建设，严肃查处高值医用耗材领域的不正之风和腐败问题。同时，《治理高值医用耗材改革方案》还在加大财政投入力度、合理调整医疗服务价格、深化医保支付方式改革、坚持三医联动强化组织实施等方面提出了要求。

2020 年 1 月，国家卫健委印发了《第一批国家高值医用耗材重点治理清单》（国卫办医函〔2020〕9 号）（以下简称《清单》），涉及 18 类高值医用耗材，包括单 / 多部件金属骨固定器械及附件、导丝、耳内假体、颌面部赝复及修复重建材料与制品、脊柱椎体间固定/置换系统、可吸收外科止血材料、髋关节假体、颅骨矫形器械、刨骨器、球囊扩张导管、托槽、吻合器（带钉）、血管支架（冠状动脉支架、外周动脉支架、肝内门体静脉支架）、阴茎假体、植入式神经刺激器、植入式心律转复除颤器、植入式药物输注设备（植入式药物泵）、椎体成形导引系统等，并要求各省在《清单》基础上，根据各地实际，适当增加品种，形成省级清单，并指导辖区内医疗机构制定医疗机构清单。2020年11月，国家首轮耗材集中采购结果公示，冠状动脉支架类高值耗材最终平均降价达93%，其中国内产品平均降价92%，进口产品平均降价95%，打响高值医用耗材降价"第一枪"。未来，在国家政策持续影响下，高值医用耗材将不再"高值"。

二、低值耗材走向"普适"

（一）"中国制造"行百里者半九十

低值医用耗材，是相对于高值医用耗材来说，产品价格、技术门槛等相对较低的医疗器械。一般指开展医疗服务过程中经常使用的一次性卫生材料，包括一次性注射器、输液器、输血器、采血管、医用敷料、引流袋、引流管、留置针、医用手套、手术缝线等。具体可以细分为注射穿刺类、医用卫生材料及敷料类、医用高分子材料类、医技耗材类、医用消毒类、麻醉耗材类和手术室耗材类（见表 5.4）。

表 5.4 低值医用耗材分类

编号	类别	主要产品	相关企业
1	注射穿刺类	输液针、留置针、一次性注射器、注射针、输液器、采血针等。	普华和顺、江西 3L、康德莱、三鑫医疗等。

编号	类别	主要产品	相关企业
2	医用卫生材料及敷料类	纱布、绷带、敷贴、海绵、防护服、手术衣等。	振德医疗、奥美医疗、稳健医疗等。
3	医用高分子材料类	血液分离耗材、滤网、连接管路、空气过滤膜、血液过滤器、引流管、尿管、肠道插管、手套、集尿袋等。	蓝帆医疗、江西 3L、威高股份等。
4	医技耗材类	B 超打印纸、耦合剂、脑电图纸、心电图纸、监护仪纸、医用 X 光胶片、医用 CT（MR）胶片、激光胶片等。	爱克发、富明威等。
5	医用消毒类	医用酒精、医用消毒液、消毒剂、消毒包装袋、指示卡、指示胶带等。	欧洁、利尔康等。
6	麻醉耗材类	麻醉包、输液泵喉罩、麻醉面罩、通气管、动脉插管、气管插管、导管、麻醉穿刺针、检测电极片等。	维力医疗、新乡驼人、浙江苏嘉等。
7	手术室耗材类	一次性手术器、灌注器、缝合线、电凝镊、手术刀、医用备皮刀、医用胶、电击、穿刺器、吸引头等。	新华医疗、威高股份等。

资料来源：公开资料整理。

从行业特点来看，低值医用耗材主要呈现以下特征。一是产品种类多，以低端产品为主。国产低值医用耗材产品门类齐全，行业发展基础良好，拥有一批上市公司，但产品类型仍以低端为主，高端低值医用耗材（如生物用纺织品、手术缝合线和人工透析导管等）目前仍以进口为主。二是研发投入不足。国内大多数低值医用耗材企业在研发方面的资金投入较低，整体研发水平和研发环境均落后于发达国家。三是出口量较大。我国低值医用耗材出口量大，很多龙头企业业务主要以代工、贴牌转外销为主，在国际市场占据了较大的市场份额，但从总体来看，产品毛利率低，利润不高。四是产品竞争格局分散。低值医用耗材技术含量和行业门槛较低，行业内企业多、产品雷同且附加值低，行业集中度低，呈现小而散的状态。

从市场规模来看，近年来，受益于我国医疗需求增长，低值耗材市场保持高速增长，预计到 2025 年，中国低值医用耗材市场规模将超过 2 000 亿元（见图 5.4）。

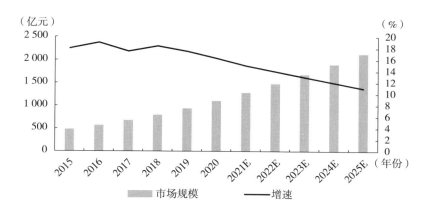

图 5.4　低值医用耗材市场规模

资料来源：公开资料整理。

从产品结构来看，国内低值医用耗材细分领域中注射穿刺类市场占比最大，市场份额高达 31%，其次为医用卫生材料及敷料类，市场份额达 23%（见图 5.5）。

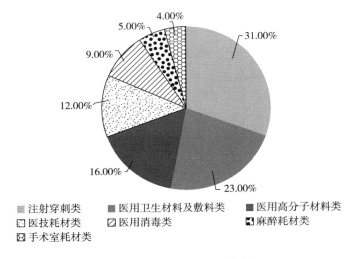

图5.5　低值医用耗材细分领域

资料来源：公开资料整理。

多年来，由于全球医疗卫生需求不断增长，凭借人力优势和加工技术水平的提升，我国医用耗材出口规模不断扩大（见图5.6），"中国制造"医用耗材在国外的知名度日益提升，形成了一定的品牌效应，在国际市场占据了较大的市场份额，出口收入成为很多低值医用耗材企业收入的主要来源。但很多企业，包括一些龙头企业的出口业务仍主要以代工贴牌为主，没有形成自己的国际化品牌。以医用敷料为例，2020年上半年出口额超36亿美元，处于世界领先地位，主要销往欧美、日本等国际市场，但大多数是为国际知名器械品牌厂商提供贴牌服务。

现阶段，国内外发展形势进入调整期，全球宏观经济下行，产业转移进程加速，一些龙头企业正在向中高级产品出口转型，医用手套、无纺布等敷料和耗材产品出口占比逐渐下降，彩超等诊断设备出口增长势头强劲。如蓝帆医疗、康德莱、普华和顺、阳普医疗、三鑫医疗等企业逐渐开始注重高端产品研发，或通过并购进行产业升级，进入高值耗材领域，从而实现业务多元化发展，以此打造成高值＋低值耗材双轮驱动型企业。但大多数低值耗材企业由于缺乏竞争力，缺乏市场议价权，未来发展将面临极大挑战。

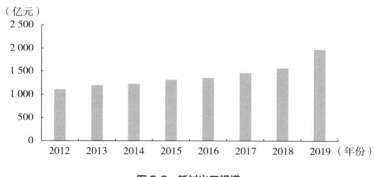

图 5.6　耗材出口规模

资料来源：公开资料整理。

（二）强者恒强的"马太效应"正在显现

在医用耗材领域，变革向来呈现出"高值耗材先行""低值耗材随后跟上"的局面，在全国绝大部分地区先后实现高值耗材挂网集采后，针对低值耗材的变革也逐步到来。这也意味着低值医用耗材还会更"低值"，加之行业技术的升级、行业监管的加强以及市场竞争的加剧，医用低值耗材企业将面临优胜劣汰，市场将逐渐集中在具有核心竞争力的企业手中，强者恒强的"马太效应"正在显现，并体现出以下特点。

一是行业集中度加速聚集。随着经营成本、制造成本、运输成本上升，压力加大，只有拥有规模化生产运营能力的行业龙头企业才能有效控制成本，适应集采下的行业发展趋势，不断占领市场高地。

二是企业转型升级成为主流。低值医用耗材行业整体市场竞争激烈，企业要保持营收和利润的高速增长，需要不断加强产品创新研发能力，积极推进产业升级，将产品线资源向拥有高毛利的高值耗材转移。如上市公司中具有代表性的企业威高股份由敷料和输液等低值耗材向骨科、介入器械等高值耗材转型；蓝帆医疗由低值耗材（手套）布局血管介入器械；阳普医疗由采血管等低值耗材进入 IVD 试剂和仪器市场；三鑫医疗由血液净化和留置导管等低值耗材延伸至血液净化设备等。

三是资本运作促进产业整合。国内低值耗材头部企业在资本运作层面具有明显优势，未来将通过内部孵化、外部并购等方式加强产业整合，丰富产品线，畅通多线经营模式。如振德医疗通过并购体育防护用品和手术感控产品拓展产品线；康德莱通过并购渠道商探索"代理经销＋配送＋供应链第三方服务"的创新销售模式；阳普医疗通过并购打通"采血管—体外诊断—信息化管理"的上下游产业链条整合产业（见表5.5）。

表5.5 低值耗材上市公司资本运作情况

编号	公司名称	资本运作情况
1	蓝帆医疗	2013—2015 年，通过多项并购进入血液透析领域，后将该方面业务剥离，进入血管介入器械领域。

编号	公司名称	资本运作情况
2	振德医疗	通过国内外并购积极拓展产品类别，包括手术感控和体育防护用品。
3	维力医疗	通过并购拓展产品线和销售渠道，投资上游疼痛管理，加强产业协同。
4	康德莱	通过并购开展"经销＋配送＋供应链第三方服务"的渠道变革。
5	南卫股份	通过并购上游材料企业和投资下游流通企业，加强产业链上下游协同。
6	三鑫医疗	通过投资并购丰富公司的血液净化产品链，发挥公司在血液净化领域的技术和渠道优势。
7	阳普医疗	通过横向并购采血管企业，拓展产品和渠道，同时积极布局 IVD、细胞治疗和医疗信息化领域。

资料来源：华夏基石、公开资料整理。

三、医用设备亟待"迭代"

（一）自主研发才是企业发展必由之路

医用医疗设备是医疗、科研、教学、机构、临床学科工作的最基本要素，是指单独或者组合使用于人体的仪器、设备、器具、材料或者其他物品，也包括所需要的软件。医用医疗设备可以细分成诊断设备（影像诊断如 DR、彩超、磁共振等）、治疗设备（各类手术器械、放射治疗机械等）、辅助类（制药设备、消毒灭菌设备、制冷设备、中心吸引及供氧系统、空调设备、血库设备、医用数据处理设备等）等分支。医用医疗设备的配置是公共卫生体系中最基本也是最重要的环节，直接影响着公共卫生系统的诊疗服务能力。

在新冠肺炎疫情影响下，我国医疗卫生机构在医用医疗设备配置方面暴露出诸多问题。一是配备种类、数量不足。部分医用医疗设备，尤其是影像设备、重症监护设备等配备明显不足（根据中国医学装备协会已公布的第四批《新冠肺炎疫情防治急需医学装备目录》，其中包括呼吸机、除颤仪、超声诊断仪、监护仪、内窥镜、心电图仪等各类检测仪器设备60类）。二是设备配置相对不均匀。大型三甲医院核心诊疗设备配置尚有不足，基础医疗机构诊疗配置显著不足。三是重要诊疗设备产品和上游核心技术大多掌握在国外企业手中。国内高端医疗设备制造自主可控化程度不高，核心软硬件储备不足，核心"卡脖子"技术难以突破，大部分市场也由国外垄断（见表5.6）。

表 5.6　医用医疗设备行业情况（部分）

领域	代表产品	国内技术水平	竞争格局
诊断设备	CT	国内外技术差距明显，国产品牌在等级医院认可度低。	技术壁垒高，"GPS"（GE、飞利浦和西门子）的市场占有率在80%以上。
	MRI		"GPS"市场占有率在50%以上，联影的市场占有率接近10%。
	内窥镜		软镜由奥林巴斯（约70%）、硬镜由卡尔史托斯（约50%）高度垄断。
	超声	中低端产品技术差距不大，高端领域还需要进一步探索。	"GPS"市场占有率在60%以上，迈瑞约10%、开立约5%。
	DR		GE、西门子主要占据高端市场，国内企业以万东、联影、安健等企业为主。
	监护仪	国内外技术差异不大。	迈瑞市场占有率超40%。
治疗设备	麻醉设备	国内外存在一定的技术差距。	德尔格、GE保有量合计超80%，迈瑞10%以上。

续表

领域	代表产品	国内技术水平	竞争格局
辅助设备	制药设备	与国外相比仍有较大差距，多数技术及部分核心产品仍需要进口。	德国 GLATT、GEA、意大利 IMA 等知名企业在高端市场仍占据优势，国内企业以单体设备为主。

资料来源：民生证券、公开资料整理。

　　国内医疗设备企业相较国外巨头的最主要差异在于技术研发能力。从公开数据中可以看出，全球头部医疗设备企业均在自主研发方面投入巨大，以此来保持企业在细分领域的持续领跑优势。反观我国头部医疗设备企业的研发投入情况，无论是绝对数值还是业务收入占比，与世界领先水平仍有不小的差距（见表5.7），未来国内医疗设备企业只有自主创新，突破"卡脖子"技术，才是国内医疗设备企业发展的必由之路。

表5.7　国际和国内主要设备企业研发投资情况

排名	国际	研发投入	收入占比	排名	中国	研发投入	收入占比
1	美敦力	22.5	7.5%	1	迈瑞医疗	10.2	9.1%
2	飞利浦	17.3	12.7%	2	乐普医疗	2.9	6.4%
3	雅培	16.4	10.2%	3	威高股份	2.7	4.4%
4	强生	16.1	6.1%	4	开立医疗	1.8	17.9%
5	西门子	14.2	9.2%	5	理邦仪器	1.8	21.0%
6	罗氏	13.8	11.2%	6	新华医疗	1.7	1.7%
7	GE	10.0	9.8%	7	楚天科技	1.4	10.8%
8	波士顿科学	9.7	10.8%	8	迪安诊断	1.3	2.7%

排名	国际	研发投入	收入占比	排名	中国	研发投入	收入占比
9	丹纳赫	9.4	10.9%	9	鱼跃医疗	1.3	3.6%
10	史赛克	7.9	6.3%	10	九安医疗	1.2	20.5%

资料来源：申港证券、公开资料整理。

（二）人工智能与医用医疗设备必然"联姻"

近年来，随着人工智能技术的蓬勃发展，医用医疗设备上的应用也逐渐成为全球研究热点，并已经成为传统医疗设备巨头的未来战略方向，如国际知名的"GPS"，国内的联影医疗、东软医疗等均成立了智能医疗部门，着力研发人工智能医疗设备产品。2018年4月，国务院办公厅印发《关于促进"互联网＋医疗健康"发展的意见》，提出推进"互联网＋"人工智能应用服务，支持研发与医疗健康相关的人工智能技术、大型医疗设备、应急救援医疗设备等，人工智能与医用设备走向"联姻"道路。

在智能辅诊方面，人工智能技术导诊机器人可提供常见问题的就诊和导诊解答，为患者提供24小时的导诊服务。在就诊和检查阶段，医生通过AI系统，自动生成患者的就诊报告，从而提升病例录入效率，提升病历质量。

在心电监测方面，随着便携设备的发展，人工智能技术应用在随身设备的持续、即时、跟踪监测中，能进一步提高对心脏病的风险监控。

在血糖监测方面，人工智能技术可与医用医疗设备配合，长期跟踪用户的血糖数据，对其进行动态分析和症状监测。对患者用药或影响症状的行为进行记录并及时反馈。

在医学影像方面，人工智能技术涵盖计算机辅助监测、计算机辅助诊断、计算机精准诊断、计算机精准治疗等诊疗全流程，可以有效提高医师诊疗效率与诊断精度，帮助医院和医师更好地处理 DR、CT、MRI、超声等全模块影像数据，同时让医学图像的分析技术下沉，缩短患者就诊等待时间，降低患者就医成本。

在医学视频方面，人工智能技术结合消化内窥镜（如胃镜、肠镜等）可自动识别胃肠道病变，对肿瘤、息肉、静脉曲张等完成动态分析诊断，精度高达 98%。

在手术机器人方面，通过人工智能化机械为医生赋能，以实现复杂的外科手术，如达·芬奇机器人等，目前已应用在普通外科、胸外科、泌尿外科、头颈外科及心脏手术上等。

在基层医疗方面，人工智能让优质医疗资源、先进医疗技术下移，满足基层医疗机构人员培训、智能辅诊、数字检测、数据采集、精确操作等工作需求，未来发展潜力巨大。

四、体外诊断处于"高光"

（一）典型的"技术驱动型"行业

体外诊断是指在人体之外通过采集人体样本（如血液、体液、人体组织等），使用高精尖仪器检测，并获取高价值临床诊断信息，以此判断身体机能或者判断疾病、感染的产品和服务。体外诊断可为临床诊断提供全方位多层次的检验信息，能够为临床治疗方案提供数据支持，在诊断和治疗上有应用价值和临床意义，其应用领域通常包括生化项目检验、疾病检测以及基因测序等。体外诊断设备是通过人体内物质（样本）与检测试剂发生生物化学反应时所产生的化合物或化学反应进行定量、定性的分析而得到检测结论的仪器，它对疾病的预防、诊断、监测以及遗传性疾病的预测具有重要作用。按照不同的检测方法，体外诊断设备主要可分为生化分析设备、免疫分析设备、分子诊断设备和 POCT 设备等类别（见表 5.8）。

表 5.8　体外诊断设备分类

设备名称	检测原理	应用领域
生化分析设备（一类医疗器械）	生物化学反应	血常规、尿常规、肝功能、胃功能等临床生化诊断。
免疫分析设备（一类医疗器械）	基于抗原、抗体间的特异性免疫反应	肝炎、性病、肿瘤等检测，孕检以及内分泌激素等。
分子诊断设备（一类医疗器械）	分子生物学	遗传病检测，基因检测等。
POCT 设备（一类医疗器械）	便携设备，适用于不同检测	血气分析、心脏标记物、凝血检测等。

资料来源：头豹研究院、公开资料整理。

从市场规模看，中国体外诊断设备行业发展迅猛，市场规模保持着近 20% 的年复合增长率。主要原因如下。一是政策支持。在《"健康中国 2030"规划纲要》的推动下，体外诊断设备的使用率提高；全面推行分级诊疗等政策，促使医疗资源逐步下沉，基层医疗系统对体外诊断设备的需求攀升。二是居民健康意识加强。居民对健康管理观念由患病再治疗转变到提前预防，带动了与预防疾病相关的检测设备以及家用体外诊断设备销量的增长。三是新生儿政策放宽。二孩政策全面放开，推动产前检测、基因检测等需求增加，相关设备消费量显著提高。四是疫情防控需要。在新冠肺炎疫情影响下，核酸检测等需求呈现爆发式增长，带动行业快速扩容。

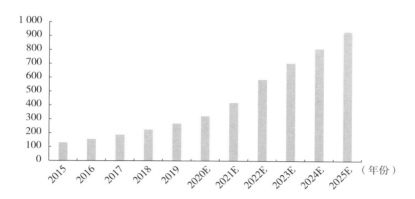

图 5.7 体外诊断设备市场规模及预测

资料来源：公开资料整理。

体外诊断设备是典型的技术驱动型行业，对工业制造水平要求极高，并非原材料、核心电子元件的简单组装，而是精细化生产工艺的沉淀与积累，发展驱动力主要来源于技术的迭代。从全球企业来看，该行业集中度高，排名前 10 的企业多集中在欧美日等发达地区，以罗氏、丹纳赫、西门子、雅培、强生为龙头（见表 5.9）。

表 5.9 体外诊断设备企业

排名	企业名称	国家	领域	排名	企业名称	国家	领域
1	罗氏	瑞士	全领域	6	赛默飞	美国	免疫、分子等
2	丹纳赫	美国	全领域	7	希森美康	日本	生化、免疫、POCT
3	西门子	德国	全领域	8	朗道	英国	生化、分子
4	雅培	美国	全领域	9	碧迪	美国	免疫
5	强生	美国	生化及其他	10	生物梅里埃	法国	生化

资料来源：公开资料整理。

中国的体外诊断行业起步较晚，初期研发能力较弱，只能依靠引进国外的前沿技术进行发展。随着技术渗透和研发能力的提升，中国企业逐渐抢占了一些中低端市场份额，但整体市场占有率仍较低，高端市场长期由国外品牌把控，以基因测序仪为代表的技术含量较高、生产工艺复杂的分子诊断设备，超过90%由美国研发、设计和生产，中国企业自主生产制造也依赖美国供应的原材料。未来随着国家鼓励创新政策和以国产替代进口相关政策的陆续出台和实施，体外诊断设备行业技术革新将持续，国产企业品牌将进一步提升市场占有率，迎来黄金发展期。

（二）整体化解决方案和家庭化应用场景未来可期

体外诊断行业技术门槛高、技术迭代快、运营流程复杂、专业人才需求大，因此，未来整体化解决方案将成为体外诊断设备行业发展的大趋势，包括以下几种模式。

一是设备与试剂整体化。由于设备技术壁垒高，中小型企业通常单独生产试剂或中低端仪器设备，规模效益发展严重受阻，伴随企业技术积累，中国体外诊断设备企业正在走向设备与试剂整体发展的趋势，将体外诊断设备和体外诊断试剂绑定销售，实行试剂仪器设备一体化方案，在抢占市场方面优势明显，能有效为企业带来新的盈利点。

二是实验室设备整体化。整体化实验室由各条检测流水线整合而来，能为医院诊断检测提供便利，对提高检测和运营效率具有重要作用。比起传统检验，标本在运送、检测、回收过程中存在可能产生气溶胶污染等生物安全风险。如迪瑞医疗整体化实验室通过采用密封标本管、闭盖穿刺等专利技术，无须分杯即可跨平台多项检测同步，从运输、检测到报告单的生成，全程自动化，无须人工看守，最大限度地减少各个环节的样本污染风险，极大程度地提高了生物安全性。全流程智能化、自动化检测代替人工完成标本的处理操作，有效解放了临床实验室人员的双手，以投入更多的时间到实验室的工作改进、个人技能的提升以及提高对患者的服务质量上。

三是设备与互联网整体化。近年来，信息技术、大数据、云计算和互联网与各行各业的交互和融合，也在颠覆各个行业的发展模式和商业逻辑。未来体外诊断设备发展也将受互联网影响，迎来重大的变革。传统的体外诊断行业经营模式是通过销售仪器和试剂产品，提供医学检测服务和实验室解决方案获取利润，未来通过"互联网+"实现云智能化以后，体外诊断设备企业将不仅是销售设备和服务，而且是销售"云端"。设备和服务将只是终端数据的采集器，在不同的应用场景下，这些采集的数据被传到云端成为珍贵的数据资产。产业龙头将有机会通过信息化和数字化手段，整合全球产业资源，进一步抢占市场。

此外，技术的创新推动了体外诊断设备应用领域的拓展，从传统医院检验科扩展到体检中心、基层卫生医疗机构等，应用场景多元化增加了体外诊断设备的终端需求，促进了行业快速发展。近年来，居民健康意识不断提升，体外诊断设备小型化、便捷化技术发展走向成熟，预防性、筛查性、指导性的体外诊断设备开始在家庭场景中得到应用，如血糖仪以及技术含量较高的血气分析仪等产品都极大地方便了居民的生活。为进一步满足家用体外诊断设备发展需要，2020 年 10 月，国家药监总局印发《家用体外诊断医疗器械注册技术审查指导原则》，指导市场有序开展家用体外诊断试剂研发。未来，越来越多的新型体外诊断设备将走向家庭化，在预防、早筛、治疗、筛选药物以及治疗预后的监护当中发挥更重要的作用。

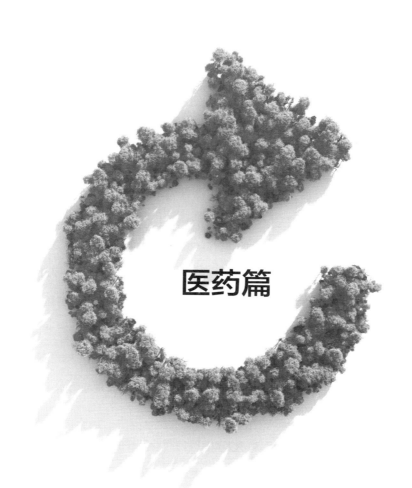

医药篇

医药产业关系国计民生，是国民经济的重要组成部分，在健康产业中占据重要地位，其发展速度、市场规模、创新力度、产业协同程度、资源聚集程度等因素，都远远高于其他细分领域。

本篇在《形势篇》《政策篇》内容的基础上，重点阐述健康产业四大细分领域（医疗服务、健康管理、医疗器械、医药）之医药产业的发展现状与趋势，主要包括四部分内容：一是仿制药，结合行业发展历程及现状，分析在"带量采购"政策要求下仿制药市场的发展格局；二是创新药，从应用、投资、协同三个角度分析创新药的内在价值；三是 CRO 行业，根据药物发现、临床前、临床试验三个阶段挖掘其价值点，分析 CRO 行业未来走势；四是医药物流，梳理市场竞争格局，分析仓储管理与配送业务的核心竞争力。

通过本篇的介绍，读者可以了解医药产业重塑的基础、方向、内容、路径等，与《医疗篇》《健康篇》《器械篇》内容共同回答"健康产业重塑什么、怎么重塑"的问题。

一、仿制药"修身养性"

（一）"躺赚"时代一去不复返

　　仿制药是指与被仿制药（原研药）在剂型、剂量、活性成分、给药途径、安全质量、治疗药效以及适应证上均相同的一种仿制型药品或替代型药品。仿制药可用极少的开支解决绝大多数临床用药需求，具有降低医疗费用支出、提高药品可及性、提升医疗服务质量等重要的经济和社会效益。现代仿制药起源于美国1984年通过的《药品价格竞争和专利期恢复法案》，根据该法案规定，药厂如可以证明自己的产品与原研药的生物活性相同，便允许其仿制该原研药，同时允许仿制药在原研药专利到期前开始研发，大幅降低了仿制药品上市所需的时间与经济成本。随后，全球仿制药市场迎来了蓬勃发展，据统计，2020年全球仿制药市场规模已接近6 000亿美元。

　　中国医药行业起步晚，产业格局不完善，药企的研发能力与国际企业存在较大差距，因此，中国医药市场目前主要以仿制药为主，是仅次于美国的仿制药生产大国。同时，受益于人口红利、经济增长、政策支持等众多利好因素，中国仿制药行业产业规模持续快速增长（见图6.1）。

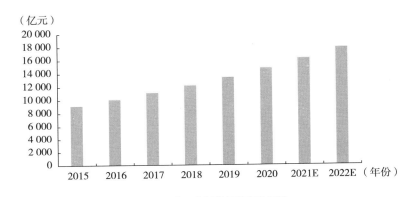

图 6.1 中国仿制药行业产业规模

资料来源：公开资料整理。

从市场占比看，仿制药品种繁多（见表6.1），占据了约65%的市场份额，其余为创新药4%，中成药18%，辅助药4%，中药材4%，血制品2%，疫苗2%，胰岛素1%（见图6.2）。

表 6.1 仿制药专利专题数据库药物分类体系

一级分类	二级分类	药物
心血管系统药物	抗心律失常药	奎尼丁，普鲁卡因胺，利多卡因，普罗帕酮，氟卡尼，恩卡尼，胺碘酮，维拉帕米，腺苷，硫酸氢氯吡咯雷，替格瑞洛。
	抗心力衰竭药	卡托普利，依那普利，氯沙坦，缬沙坦，坎地沙坦，阿齐沙坦，非马沙坦，地高辛，卡维地洛，米力农，多巴酚丁胺，硝酸甘油，托伐普坦。

一级分类	二级分类	药物
心血管系统药物	抗高血压药	吲达帕胺，普萘洛尔，美托洛尔，拉贝洛尔，阿替洛尔，盐酸萘必洛尔，盐酸兰地洛尔，硝苯地平，氨氯地平，可乐定，美卡拉明，利舍平，胍乙啶，哌唑嗪。
	抗心绞痛药	硝酸甘油，地尔硫卓，盐酸伊伐布雷定。
	调血脂和动脉粥样硬化药	洛伐他汀，辛伐他汀，普伐他汀，考来烯胺，氯贝丁酯，吉非贝齐，普罗布考。
	利尿药和脱水药	呋塞米，氢氯噻嗪，氨苯蝶啶，螺内酯。
神经系统药物	传出神经系统药物	新斯的明，毒扁豆碱，碘解磷定，氯解磷定，丙胺太林，哌仑西平，肾上腺素，多巴酚丁胺，克伦特罗。
	镇静催眠药	地西泮，巴比妥，美乐托宁，雷美替胺。
	抗癫痫药和抗惊厥药	苯妥英钠，苯巴比妥，卡马西平，丙戊酸钠，卢非酰胺，普瑞巴林。
	治疗中枢神经退行性疾病药	左旋多巴，卡比多巴，司来吉兰，雷沙吉兰，恩他卡朋，硝替卡朋，多奈哌齐，盐酸罗匹尼罗，盐酸他利克索，盐酸普拉克索，伊曲茶碱，盐酸纳美芬，琥珀酸夫罗曲坦，盐酸金刚烷胺，盐酸美金刚，奥拉西坦，左乙拉西坦，硫酸普拉西坦。
	抗精神失常药	氯丙嗪，丙米嗪，氯普噻吨，舒必利，氨磺必利，氮氯平，奥氮平，喹硫平，碳酸锂，文拉法辛，地昔帕明，米安色林，氟西汀，帕罗西汀，沃替西汀，阿戈美拉汀，舍曲林，吗氯贝胺，托洛沙酮，苯乙肼，鲁拉西酮。
	镇痛药	吗啡，可待因，哌替啶，芬太尼，美沙酮，羟考酮，纳洛酮，喷他佐辛，阿维莫泮。

一级分类	二级分类	药物
神经系统药物	解热镇痛抗炎药（非甾体抗炎药）	阿司匹林，对乙酰氨基酚，吡罗昔康，美洛昔康，布洛芬，萘普生，尼美舒利，塞来昔布，氟比洛芬酯，阿普斯特，甲泼尼龙琥珀酸钠，枸橼酸托法替布，托法替尼柠檬酸盐，扎匹司他，非布司他。
血液、呼吸、消化系统药物	血液系统药	肝素，磺达肝癸钠，阿司匹林，前列环素，前列地尔，利伐沙班，阿哌沙班，依度沙班，达比加群酯，硫酸沃拉帕沙，来那度胺，羧基麦芽糖铁。
	呼吸系统药	沙丁胺醇，克仑特罗，氨茶碱，异丙托溴铵，色甘酸钠，乙酰半胱氨酸，可待因，右美沙芬，甲磺司特，孟鲁司特钠，芜地溴铵，氯哌斯汀。
	消化系统药	西咪替丁，雷尼替丁，法莫替丁，罗沙替丁，尼扎替丁，乙溴替丁，奥美拉唑，埃索美拉唑，沃诺拉唑，左旋泮托拉唑，右雷贝拉唑，泮托拉唑镁，米索前列醇，西沙比利，昂丹司琼，雷莫司琼，地芬诺酯，阿考替胺，瑞普拉生，依卡倍特钠，琥珀酸普芦卡必利，枸橼酸莫沙必利，阿瑞匹坦，福沙匹坦二甲葡胺，匹克硫酸钠。
内分泌系统药物	肾上腺皮质激素类	可的松，倍他米松，美替拉酮，氨鲁米特，二丙酸阿氯米松，糠酸氟替卡松，二丙酸倍他米松水杨酸，卡泊三醇倍他米松，吡美莫司。
	甲状腺激素和抗甲状腺药	甲硫氧嘧啶，甲巯咪唑，他替瑞林，盐酸西那卡塞。
	胰岛素和口服降血糖药	胰岛素，二甲双胍，甲苯磺丁脲，格列本脲，格列吡嗪，格列美脲，格列波脲，格列齐特，格林喹酮，瑞格列奈，阿卡波糖，米格列醇，罗格列酮，吡格列酮，曲格列汀琥珀酸盐，苯甲酸阿格列汀，沙格列汀，利格列汀，维格列汀，恩格列净，达格列净，艾帕列净，依帕列净，卡格列净。
	性激素类药和影响生殖功能药	氨基麦角碱，地诺前列酮，己烯雌酚，醋酸甲羟孕酮，炔诺酮，苯丙酸诺龙，复方炔诺酮，甲地孕酮，西地那非。

一级分类	二级分类	药物
化学治疗药物	β-内酰胺类抗生素	青霉素，甲氧西林，氨苄西林，阿莫西林，羧苄西林，替莫西林，氟氯西林钠，哌拉西林钠，头孢噻吩，头孢拉定，头孢克洛，头孢呋辛，头孢他啶，头孢噻肟，头孢曲松，头孢西丁，头孢替坦，头孢吡肟钠，头孢唑肟钠，头孢硫脒，头孢美唑钠，头孢西丁钠，头孢米诺钠，拉氧头孢，氟氧头孢，克拉维酸，亚胺培南，美罗培南，氨曲南，利奈唑胺。
	大环内酯类、林可霉素类及多肽类抗生素	克拉霉素，罗红霉素，阿奇霉素，克林霉素，替考拉宁，雷莫拉宁。
	氨基糖苷类抗生素	链霉素，庆大霉素，非达霉素，那他霉素，奈替米星，阿米卡星，达巴万星，达托霉素，奥利万星，地贝卡星。
	四环素类和氯霉素	四环素，多西环素，美他环素，米诺环素，替加环素。
	人工合成抗菌药	诺氟沙星，氧氟沙星，环丙沙星，司帕沙星，洛美沙星，氟罗沙星，西他沙星，莫西沙星，加替沙星。
	抗真菌药	伊曲康唑，氟康唑，艾沙康唑，艾菲康唑，泊沙康唑，硝酸依柏康唑，磷酸泰地唑胺，利奈唑胺，奥硝唑，阿尼芬净。
	抗病毒药	齐多夫定，拉米夫定，地那韦定，利托那韦，阿昔洛韦，利巴韦林，英加韦林，扎西他滨，金刚烷胺，阿糖胞苷，富马酸替诺福韦二吡呋酯，富马酸替诺福韦酯，索菲布韦，可比西他，埃替格韦，雷迪布韦，伯赛匹韦，瑞他莫林。
	抗结核病和抗麻风病药	异烟肼，吡嗪酰胺，乙胺丁醇，氨苯砜，拉替菌素。
	抗寄生虫药	氯喹，乙胺嘧啶，甲硝唑，甲苯达唑，阿苯达唑。

续表

一级分类	二级分类	药物
化学治疗药物	抗恶性肿瘤药	甲氨蝶呤，奥沙利铂，米铂，喜树碱，紫杉醇，地西他滨，吉西他滨，卡巴他赛，依托泊苷，替尼泊苷，吡柔比星，表柔比星，拉帕替尼，厄洛替尼，吉非替尼，依鲁替尼，色瑞替尼，曲美替尼，瑞戈非尼，甲苯磺酸索菲拉尼，甲磺酸拉帕替尼，甲磺酸伊马替尼，枸橼酸托法替尼，阿法替尼，来那替尼，索拉菲尼，卡非佐米，硼替佐米，艾德拉尼，阿比特龙，普乐沙福，伏立诺他，醋酸地加瑞克，泊马度胺，贝利司他，依维莫司，培美曲塞二钠。
其他类药物	免疫调节药	泼尼松龙，环孢素，左旋咪唑，卡介苗。
	组胺和组胺受体阻断药	苯海拉明，异丙嗪，阿伐斯汀，美克洛嗪，特非那定，盐酸奥洛他定。
	减肥药	盐酸氯卡色林，西替利司他。

资料来源：公开资料整理。

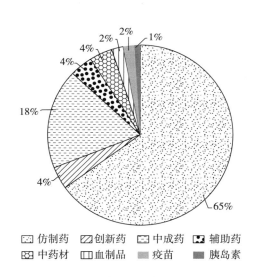

图6.2　中国仿制药市场占比

资料来源：公开资料整理。

　　仿制药较原研药具有研发成本低、开发周期短、投资风险较小、资金回报快等优势，在过去很长一段时间内，仿制药能够为生产企业创造较高的经济利益，一时风光无限。据统计，国内近6 000家药厂有98%以上为仿制药生产企业，药品批文中95%为仿制药。但随着国家药品集采、医保目录调整、一致性评价等政策落地，中国医药市场正经历"腾笼换鸟"的结构性调整。国家在2013年发出关于开展仿制药一致性评价的通知，并在2015年正式开始推进一致性评价。2018年已经有部分品种通过了一致性评价，医保在通过一致性评价品种的基础上展开带量采购，目前带量采购已经进行到第三次，随着通过一致性评价品种数量的增加，带量采购品种范围也在持续扩大（见图6.3）。一致性评价下的"首仿""二仿"加剧市场竞争，对药厂的研发能力、研发速度发起了正面考验；"4+7"带量采购加速了市场淘汰，对药厂成本控制、经营效率提出了较高要求。如今，仿制药企业将告别粗放

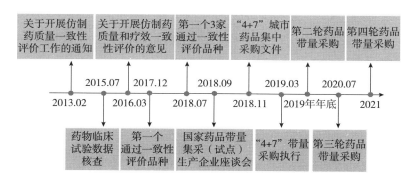

图6.3　一致性评价和"4+7"带量采购节点回顾

资料来源：公开资料整理。

的"躺赚"高收益时代，仿制药将回归合理利润，此前高价格、高毛利的仿制药已经不复存在。

（二）当期非利空、长期是利好

自2018年以来，"4+7"城市带量采购已经进行了3次，从时间节奏上看，医保局目前每年都会推进一次集采，2021年将进行第4次集采。从效果上看，第一次带量采购：共25个品种中标入选，涉及15家药企，平均降幅在50%以上，部分产品降幅达90%以上（2019年开展了一次带量采购扩围，在第一次带量采购品种的基础上进行了全国的拓展，采购范围和采购量更大，进一步降低了药品的价格）；第二次带量采购：共有涉及32个通用名、77家药厂的100个品种中标入选，另外，非医保品种［安立生坦、他达拉非、注射用紫杉醇（白蛋白结合型）］首次纳入；第三次带量采购：中标入选55个品种，中选企业125家，中选药品品规191个，平均降价幅度超过70%，最高降幅高达98.7%，仿制药利润进一步被压缩。

随着带量采购的不断推进，中标产品范围会越来越广，仿制药整体大幅降价将是必然趋势，最终实现国家、行业、企业、个人四方共赢。对于国家来说，根据《2019年我国卫生健康事业发展统计公报》，我国卫生总费用逐年上升，2019年达6.5万亿元，占GDP的6.6%左右，支出压力持续加大。而仿制药作为医药市场的主要组成部分，是支撑国民医药需求的主体力量，因此，仿制药集采是缓解医保支出压力的必然之举（见表 6.2）。

表 6.2　带量采购效果

批次	范围	时间	中标规则	品种数量	平均降幅	最高降价幅度	中标企业数	采购前市场规模（亿元）	节省医保资金（亿元）
1	"4+7"城市	2018 年	最低价中标，独家中标	25	51%	96%	15	80	30
扩围	全国	2019 年	低价中标，不超过 3 家中标	25	58%	79%	45	370	110
2	全国	2019 年	低价中标，多家中标	32	60%	93%	77	530	150
3	全国	2020 年	低价中标，多家中标	55	70%	97%	125	1 000	210

资料来源：上海市医药阳光采购网、西南证券、公开资料整理。

对于行业来说，仿制药行业的粗放型增长模式将转向基于效率、质量的内生性增长模式、技术创新驱动的集约型增长模式，优胜劣汰，将出现一批具有市场规模优势、企业经营优势、产品研发优势、资源整合优势的龙头企业，行业集中度显著提高。

对于企业来说，中标药品价格大幅下降，其根本原因是在国家组织药品集中采购的模式下，药品销售价格中的销售费用、市场推广费用等"水分"被挤掉，国家会考虑企业生存问题，保证订单的"量"，确保企业能"薄利多销"，因此药品生产企业"还是能赚钱的"（见图 6.4）。

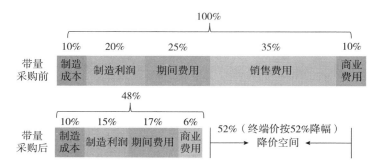

图 6.4　带量采购效果示意

资料来源：带量采购文件、平安证券、公开资料整理。

　　对于个人来说，随着中标产品纳入医保，个人医疗支出将明显降低，数据显示个人支出占比由 2001 年的 60% 下降到 2019 年的 28%，医保支付比例持续提升。因此，从总体来看，仿制药带量采购"当期非利空、长期是利好"。

二、创新药"如火如荼"

（一）服务于临床是创新药的价值

创新药物是指具有自主知识产权专利的药物，具有新的化学结构或治疗用途。创新药领域是典型的"高风险、高收益"行业，具有以下特点。一是高投入、高风险。创新药需要大量的时间、金钱和人力投入，并且研发风险极高、成功率低。据统计，临床项目从临床 I 期到 NDA（保密协议）申请通过，概率仅达 10% 左右。二是研发周期长，审批严格。创新药从研发到上市至少需要经历五个阶段（以小分子创新药为例）：临床前研究阶段（2~3 年）；临床前实验阶段（2~4 年）；临床试验阶段（3~7 年）；创新药上市审批阶段（约为 6 个月）；上市后监测。三是高定价、高毛利。创新药产品往往为满足临床的需求进行研发，因此产品上市后能迅速占领市场，成为患者刚需产品。单个创新药产品往往可以创造大量的收入，如修美乐的年销量可达近 200 亿美元。

在创新药领域，我国近 40 年经历了原始积累、起步创新和快速发展等阶段，特别是在 2010 年之后，一些优质创新型企业紧跟国际发展趋势，不断开展业务合作，加快技术创新，产生了阿帕替尼、西达本胺、康柏西普、安罗替尼等一批优质国内创新药成果。近年来，在药审制度和医保制度不断完善的大背景下，供给端和支付端都呈现较好的发展态势。在供给端：优先评审以及 MAH 制度（药品上市许可持有人制度）的实施，加快了优质临床治疗品种的评审和上市进度；在支付端，进一步提升医保支付质量和效率，拓展特药险等商保险种，激发了支付市场活力。与此同时，行业研发投入不断加大，研发支出增长率维持在 20% 以上（相当于全球预计复合年增长率 4.5% 的 5 倍以上），新模式、新技术不断涌现，创新药迎来全面快速发展期，市场规模不断扩大（见图 6.5）。

中国创新药行业市场规模持续快速增长，主要受以下几个因素驱动。一是中国对于医药创新发展不断给予政策支持，颁布如《关于深化审评审批制度改革鼓励药品医疗器械创新的实施意见》《关于药品注册审评审批若干政策的公告》及 "4+7" 带量采购等一系列政策，进一步引导医药企业加大研发投入，加速创新药审评、审批及上市的步伐，使创新药行业快速发展。二是中国居民可支配收入提升，可负担高昂创新药费用的人群不断扩大；医保目录扩容，有助于降低支付负担，从而推动创新药行业持续发展。三是允许尚未盈利的生物科技公司在主板上市，为创新药企业的发展创造更多机会，使无收入报表的创新药企业可以对接资本市场，促进资本涌入创新药行业。四是商业保险市场的创新发展对创新药具有推波助澜的功效，特别是"特药险"的开发上市，让创新药找到了适宜的支付方。

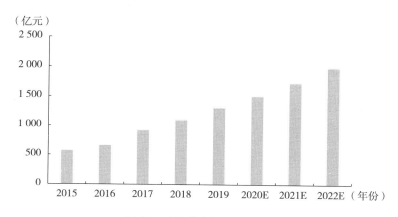

图 6.5　创新药市场规模及预期

资料来源：公开资料整理。

　　新药上市审批加速、资本关注力度加大，从 2017 年开始，新药上市数量明显增加。2020 年上半年有 10 种国产新药和 17 种进口新药上市，全年上市的国产新药数量创近几年新高。目前在研新药中，有近 1 200 个（包括化学药品、生物制品）产品的Ⅲ期临床试验正在进行，未来几年仍将有新药陆续获批。然而创新药的高地位、高价值并非在于创新的概念以及创新的数量，而是在于能够实现不可替代的临床价值，以及相比现有疗法能更好地解决患者治疗需求，即从临床需求出发，应用到真正的临床实践。这一点在过往的经验中已得到印证，以伊布替尼为例，该药物之所以可以获得巨额回报，除了强生和艾伯维优秀的学术推广能力之外，另一个重要原因在于其实现了优秀的临床效果，在慢性淋巴细胞性白血病、小淋巴细胞淋巴瘤患者治疗过程中，屡次"击败"传统药物如奥法木单抗、苯丁酸氮芥等，实现大幅度临床获益，临床价值成为药品商业价值的基石。

2009 年，新医改方案提出鼓励以临床价值为导向的药物创新，2015 年关于药品审评审批改革的国务院 42 号文件再次强化临床价值作用，2019 年正式实施的《药品管理法》明确鼓励以临床价值为导向的药物创新。在国家、多部委联合发布的重要文件中，均鼓励以临床价值为导向的创新，医保政策也向有临床价值的药物创新进行倾斜，可见"临床价值"才是创新药的核心。未来，我国创新药研发将加速回归患者需求的本质，更加注重药物创造的临床价值，安全、有效、临床价值高的药品必将成为市场主流，那些仅依靠企业营销手段达到"畅销"的产品必将会被市场淘汰。

（二）投资热情不代表"遍地开花"

近年来，新型药物范式百花齐放，单抗等大分子药物、RNA（核糖核酸）药物、细胞疗法、基因编辑技术不断涌现，造就了一批明星公司和投资机会。自 2017 年下半年开始，中国创新药领域投融资事件与金额均快速上升，并进入投资风口时代，受资本市场政策影响，2019 年全年创新药投融资活动保持高热度，2020 年因受新冠肺炎疫情影响有所下降，但未来预计投融资高热度趋势将保持不变，甚至有望创造历史新高（见图 6.6）。

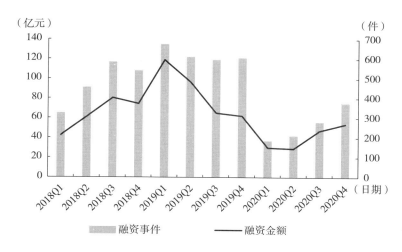

（亿元）   （件）

融资事件　　　　　　融资金额

图6.6　创新药投融资金额及事件

资料来源：公开资料整理。

　　创新药领域成为资本市场热点的主要原因是政策推动、技术革新和市场需求。一是从需求侧层面看，随着人均预期寿命的延长以及环境和生活方式的变化，社会老龄化进程加速、慢性疾病发病率提升，医药需求进一步快速增长；二是从供给侧层面看，随着国家政策鼓励药物创新和医保目录调整，创新药的经济利益可期；三是从技术层面看，高技术人才红利持续释放，资本市场从投项目转向"投"人；四是从资本层面看，科创板、注册制、港股18A等资本市场相关政策利好，为创新药企业融资提供多样化融资渠道，为投资人提供便捷退出渠道。

　　投资市场火热的同时，盲目追风、盲从投资的问题也逐渐暴露，有人赚得盆满钵满，也有人亏得一塌糊涂。未来，创新药较高的专业门槛不会改变，面临的诸多风险事件也不会减少（见表

6.3），因此，开展创新药投资不仅要求投资人具备专业知识积累，还需要提高自身的趋势判断能力。只有投资人越来越专业、成熟，创新药领域才能健康、稳定和持续发展，那些有创新能力、研发能力、产品过硬的企业将会受到市场持续追捧，形成良性循环，反之，那些无创新能力、研发投入不足、没有产品或企业特色的伪创新药企业将会被市场淘汰。因此，对于投资人而言，面对"眼前"巨大的经济利益，如何把控好风险，如何保持清醒的头脑和定力是一种修炼，不然当投资热情退去、资本"一哄而散"时，也许会让多数企业"一地鸡毛"。

表 6.3　创新药培育过程中面临的风险

研究阶段	新药发现	临床前研究	临床研究	新药申请	生产阶段	药品上市
风险判断	决策风险	技术风险 费用风险 管理风险	技术风险 费用风险 管理风险 环境风险	法律风险 政策风险	生产风险 管理风险 财务风险	市场风险 声誉风险

资料来源：公开资料整理。

（三）创新药、DTP 药房、商业保险"锵锵三人行"

第一，创新药与 DTP（直接面向病人）药房。一方面，"医药分开""零加成""两票制"的实施导致了医院购药诉求下降，医院处方迅速外流。数据显示，2018 年公立医院处方外流的规模在 1 500 亿元左右，其中多种创新药，包括肿瘤、靶向、免疫等药品纷纷流向 DTP 药房，至此，DTP 药房为创新药提供了新的流通渠道。另一方面，DTP 药房不仅是简单的渠道终端，更是连接制药企业、医院、患者的平台化存在，强调满足多方需求，包括辅助药企推广创新药与数据回收，接纳医院处方流出及承担用药管理，帮助患者便捷获得药品的同时获取专业用药指导服务等。未来，DTP 药房将利用其固有优势不断扩张，提高服务能力，DTP 药房或将取代公立医疗机构成为创新药的主要销售终端。

第二，创新药与商业保险。一方面，我国医疗保险的主要支付方是政府，有产品上市的生物医药企业往往会寻求医保准入资格。但由于国家医保和带量采购的双重挤压，药品尤其是新药的生命周期变相缩短，也就是说，新药上市后必须尽快实现商业化，才能尽早回收前期投入的成本。因此，对新上市且尚未获得国家医保覆盖的新药，探索适合的商业保险模式成为快速实现商业化的较好选择。商业保险的补充保障作用对创新药的临床推广十分重要。另一方面，在竞争日益激烈的保险行业，保险公司需要不断创新保险险种，才能获取较好的竞争优势，与创新药紧密相关的"特药险"的出现不仅是健康险产品形态的创新，更是保险行业解决人民健康痛点的创新，对于保险公司发展尤为重要。

第三，DTP 药房与商业保险。目前中国社会医疗保险在保险市场上占主要地位，而 DTP 药房经营的药品多为新特自费药品，单价高、疗程花费大，亟须商业医疗保险进行补充，以提升患者对 DTP 药房药品的购买能力。随着中国居民保险意识的不断提高、保险产品的不断优化及国家政策的持续利好，以及商业医疗覆盖人群的扩大，商业医疗保险将在 DTP 药房支付体系中扮演日趋重要的角色，DTP 药房寻求商业医疗保险合作将是发展趋势，患者支付能力的提升将助力 DTP 药房快速发展。在中国商业医疗保险发展日趋成熟的背景下，DTP 药房与商业医疗保险相结合，对于填补社会医疗保险的空白、提高患者支付高昂价格药品的能力、促进 DTP 药房的繁荣具有重要意义。

三、临床试验"乘风破浪"

（一）"拼智""拼心""拼力"

CRO 是通过合同形式为制药企业、医疗机构、中小型医药医疗器械研发企业等机构在基础医学和临床医学研发过程中提供专业化服务的一种学术性或商业性的科研机构。近年来，中国 CRO 市场进入快速发展期，年均复合增长率保持在 25% 以上，远高于全球市场 5%~10% 的增长率，市场规模不断扩容（见图 6.7）。主要原因包括：一是中国创新药市场的高速成长，特别是政府对创新药开发的大力支持，推动 CRO 服务需求持续；二是一致性评价持续推进，市场对优质 CRO 服务的需求大幅增加，如生物等效性服务；三是 MAH（药品上市许可持有人）制度的推出，让大批 CRO 药品研发人员最大限度地享受创新利好；四是中国 CRO "价廉物美"的特质吸引全球业务产能转移，如药明康德 2019 年的海外收入占比近 80%。

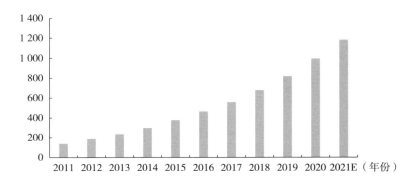

图 6.7 中国 CRO 市场规模（含本土企业的海外收入）

资料来源：公开资料整理。

按照工作性质及新药研究流程区分，CRO 大致可以分为药物发现 CRO、临床前 CRO、临床 CRO 三类（见图 6.8）。

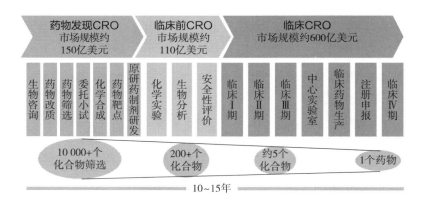

图 6.8 CRO 行业示意（2019 年）

资料来源：公开资料整理。

第一，药物发现 CRO。主要提供活性化合物探索和靶标验证、化合物合成、生物合成、临床前候选药物筛选等服务，能够帮助客户快速筛选候选药物。药物发现 CRO 的核心竞争力是研发人员的数量、研发人员的学历背景及技术储备（如化合物库水平）等，其特点是专业性强，技术和品牌壁垒高，收入增速和员工增速呈现较强的相关性。

第二，临床前 CRO。主要提供临床药效学、药代动力学研究、化学实验、生物分析，并进行安全性评价，完成新药临床研究申请（IND）等服务，其中安全性评价（以下简称安评）业务占主要市场。临床前 CRO 在药学服务方面的核心竞争力主要是研发技术和制药工艺；在药效学、药代动力学服务方面的核心竞争力主要是研发人员的能力和实验室 GLP（药品非临床研究质量管理规范）资质；在安评服务方面的核心竞争力主要是动物房面积、实验室 GLP 资质等。由于中国制药市场长期以仿制药为主，创新药研发起步较晚且水平较低，制药企业在临床前研究投入的资金较少，导致临床前 CRO 机构所从事的研究评价活动在技术要求和质量管理水平等方面也相应较低。因此，国外知名制药企业很少会将药物临床前研究业务委托给中国的临床前 CRO 机构。

第三，临床 CRO。主要提供从 I ~ IV 期患者招募、临床试验技术服务、临床试验数据管理到中心实验室、临床药物生产、注册申报 NDA 的全流程服务，部分临床 CRO 也提供 IV 期研究服务。临床 CRO 的核心竞争力主要是临床中心数量、招募能力、临床设计、干预能力、SOP（标准作业程序）流程、数据分析处理能力、政策把控能力、项目经验等。临床 CRO 市场具备集中度较高、份额相对集中的特点，由于中国以仿制药为主，并且受政策影响，国外创新药较少在国内同步上市，国内临床 CRO 领域缺少项目经验，还未出现全球性的公司。

（二）"卖水的"一定跑赢"淘金的"

在现有的竞争格局下，药企发展的高额投入（如研发、生产、销售、存货积压和应收账款增多等）和质量提升所带来的成本增高使药企利润下滑，加之新医药政策的影响，特别是实施"一致性评价"和"两票制"政策后，医药行业内大部分企业正面临整合转型。在形势和政策的推动下，"创新"已经成为优质药企发展的必由之路，原研药、创新药项目成为企业未来发展核心。国家食品药品监督管理局药品评审中心（CDE）数据显示，2020 年申报 1 类化学药创新药注册申请 901 个，较 2019 年增加了 312 个，其中受理 IND 申请 721 个，较 2019 年增长了 169 个；受理 NDA 31 个，较 2019 年增加了 10 个（见图 6.9），可见行业"淘金"浪潮来临。

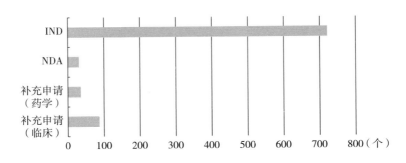

图 6.9　2020 年 1 类化学药各类注册申请受理情况

资料来源：公开资料整理。

但由于中国制药市场长期以来以仿制药为主体，大多数药企在创新药项目方面缺乏研发能力，面临较高的风险。因此，药企亟须能够节约研发投入、加速药品上市、降低研发风险的研发模式来帮助其抢占创新药竞争市场，而在此方面，CRO 与药企相比具有相对优势。数据显示，有 CRO 参与的 I ～ III 期临床比药企内部研发时间分别缩短 26%、43%、30%（见图 6.10）。药企内部研发全流程耗时为 10～15 年，而与 CRO 合作研发后可缩短至 6～10 年。

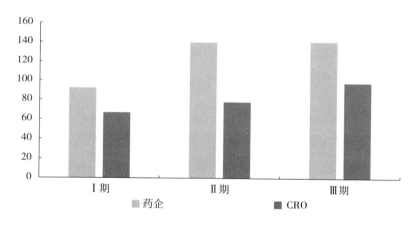

图 6.10　药企与 CRO 研发时效对比

资料来源：公开资料整理。

受此影响，CRO 公司作为医药研发行业的"卖水人"，在药企战略转型、研发投入持续提高的背景下，行业整体保持高度景气，具体到细分领域，药物发现 CRO、临床前 CRO、临床 CRO 三类均有提速趋势，其中临床 CRO 增速最高，并且提升幅度也最大（见图 6.11）。同时对比 CRO 与药品行业龙头，CRO 收入的高确定性在估值上也能有所反映：当前 CRO 企业的主要收入来源是药企的费用支付，与药企相比，营业收入总规模、企业总市值均较低，但由于收入的高度确定性以及低风险、高增长的经营业务特征，资本市场给予龙头 CRO 企业的估值水平普遍高于龙头药企（见图 6.12），"卖水的"跑赢"淘金的"是长期趋势。

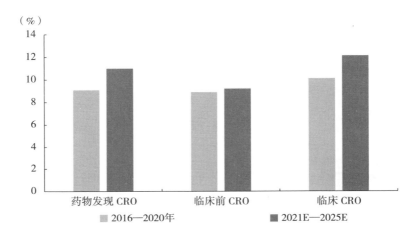

图 6.11　各类 CRO 增速

资料来源：公开资料整理。

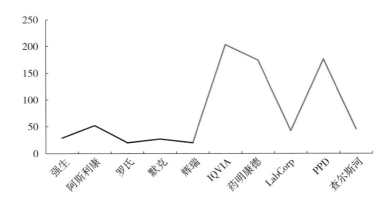

图 6.12　药企和 CRO 企业 PE 示意

资料来源：公开资料整理。

四、医药物流"积极变革"

（一）形成"强龙"与"地头蛇"并存格局

医药物流不是简单的药品进、销、存、送，而是指借助特定的物流设备、技术和信息系统，有效整合渠道上下游资源，通过优化药品供销配运环节中的验收、存储、分拣、配送等作业过程，提高订单处理能力，降低货物分拣差错，缩短库存及配送时间，减少物流成本，提高服务水平和资金使用效益，实现自动化、信息化和效益化的过程。开展医药物流业务需要药监局颁发相应的运输资质，并且对物流储运有较高的准入条件。近年来，受"两票制"、"4+7"带量采购、"药品零加成"等政策的影响（见表6.4），医药流通模式骤变，行业迎来了一次影响深远的洗牌，行业早期"多、小、散、乱"的特征不断改善，行业集中度不断提高，市场格局逐渐成形。

表 6.4　新政策对医药物流企业的影响

企业类型	正面影响	负面影响
全国性龙头企业	使得原有优势地位更加突出，并购整合进一步加速。	影响较小。
区域龙头企业	使得原有区域优势地位更加突出，范围内并购整合加速，优质企业有望跻身全国性龙头企业行列。	影响较小。
中小型医药物流企业	无影响。	资源、资金、人才等方面更加薄弱，大部分企业面临被收购或被淘汰的局面。
小型/走票、过票型医药物流企业	无影响。	必然被淘汰。

资料来源：公开资料整理。

　　由于相关政策的全面实施，国药控股、华润医药、上海医药、九州通组成的"行业四巨头"竞争格局已是必然趋势，但各地的区域龙头企业也颇具实力，不容小觑，无论从市场成长性来看，还是从净利润（率）方面来看，都具有较强的市场竞争力。所谓"船小好掉头"，这些区域龙头在当地集中发力并深耕细作，较行业巨头能更快适应新的政策，第一时间采取更为灵活的应对措施，如瑞康医药、鹭燕医药、嘉事堂、柳药股份在全面两票制的"高压"（以 2018 年为例，见表 6.5）下营业收入均实现 20% 以上的增长，在净利率水平方面，区域龙头企业通过提供服务、加强费用管理、节省成本支出等方式，净利润率达到 4%～5% 的水平，远高于行业平均不到 2% 的水平。四家全国性龙头 + X 个区域性龙头的全新市场格局已基本形成。

表 6.5　医药物流企业经营情况（以 2018 年为例）

企业类型	企业名称	营业收入（亿元）	营业收入增长率（%）	净利润（亿元）	净利润率（%）
全国性龙头	国药控股	3 445	11.73	58	1.69
	华润医药	1 612	8.67	34	2.13
	上海医药	1 591	21.58	45	2.8
	九州通	871	17.84	14	1.59
区域性龙头	国药一致	431	4.51	13	3.13
	国药股份	387	6.77	16	4.11
	瑞康医药	339	45.61	13	3.77
	南京医药	313	8.65	3.46	1.10
	中国医药	310	2.14	18	5.87
	重药控股	258	11.97	8	2.91
	英特集团	205	8.38	2	1.09
	嘉事堂	180	26.13	5.71	3.18
	柳药股份	117	24.00	5.68	4.85
	鹭燕医药	115	37.93	1.85	1.60
	同济堂	108	10.01	5.65	5.21

资料来源：公开资料整理。

（二）配送能力重在看"少"、看"小"

"十四五"规划提出形成以国内大循环为主体、国内国际双循环相互促进的新发展格局，而循环本身意味着生产、分配、流通、消费等各个环节顺畅联通，其中作为主要环节的"流通"具有重要且特殊的意义，而流通最重要的就是物流，物流最不可或缺的就是配送能力。对于医药物流企业来说，"快"（即药品分拨储备要快、运送速度要快）、"准"（即药品分拣配送要准、运送地点要准）、"稳"（即药品储存环境要稳、运送过程要稳）一直以来是评判一家医药物流企业配送能力的基本标准，但在新时期新发展阶段，人民消费观念与就医习惯正在发生变化，国内基层医疗体系不断完善，对医药物流配送能力的评判有了新的标准。

一是看"少"不看"多"。"多"是指集装箱式的大批量配送能力，这种能力在市场竞争初期对"跑马圈地"具有极大优势，但目前市场格局逐渐清晰，市场拓展空间有限，点对点的批量配送能力已不再是医药物流企业的核心竞争力。"少"是指小单量、多批次、高效、高品质的配送能力，这种能力对医药物流企业的成本控制和运营管理要求极高，如何实现单盒药品配送，实现"门到门"配送，是未来医药物流企业竞争的关键所在。

二是看"小"不看"大"。"大"是指向大医院配送药品的能力，大医院订单一般呈现"配送地固定、订单品种固定、配送时间固定"等特点，这类订单的配送对于龙头企业来说相对简单，配送能力要求不高。"小"是指向基层、偏远医疗机构配送药品的能力，这一市场的订单主要呈现"品种多、数量少、金额小、时间紧"等特点，这对医药物流企业交付能力提出巨大的挑战。未来，在"4+7"带量采购等政策影响下，医药物流企业市场竞争将从原有的运输市场下沉到基层医疗网络。数据显示，截至2020年3月，我国基层医疗卫生机构共95.6万个，占全国医疗卫生机构总数的 94.74%，这些机构服务的不仅是广大疾病患者，更是 14 亿人民群众的购药需求，对医药物流企业而言，这既是艰难的挑战，又带来抢占市场的机遇。

（三）用"仓"水平决定话语权

医药物流仓储不仅是一个具备存放功能的库房，更是具备周转、存储、运输、拣选、生产准备、再加工、统计、查询、信息处理等模块功能的融合体系。有数据显示，在医药物流七大功能模块中，"仓储"是仅次于"运输"的重要环节，占总额比例约 23%（运输占比约 56%，其余部分占比均不超过 10%）。相较于"运输"，在医药物流中"仓储"的要求会更高，如按照对温度的不同要求，存储药品的仓库主要分为冷库（温度控制在 2~8℃）、阴凉库（温度控制在 20℃以下）和常温库（温度控制在 30℃以下），同时要求仓库内要安装温、湿度监测设备和去湿设备，其重要性不言而喻，因此，仓储资源和能力成为医药物流企业经营的核心。对于医药物流企业仓储的形态变化，可以大致划分为 5 个时代（见图 6.13）。

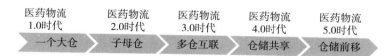

图 6.13　医药物流企业仓储形态变化示意

资料来源：公开资料整理。

在 1.0 时代，医药物流企业只是在其区域内或者适宜区域内建一个大仓，用来满足全国所有的订单配送。在这种方式下，仓库内的药品管理比较混乱，容易发生错发、漏发、多发的情况，发货周期也相对较长。

在 2.0 时代，医药物流企业推出"子母仓"模式。即在国内主要城市（如北京、上海、广州等）建立一个大型仓满足绝大部分的国内订单，而偏远地区的部分订单则用小仓满足。"子母仓"的发货速度远大于 1.0 时代一个大仓的速度，但是由于小仓的数目较少且覆盖不全面，整体配送效率还是不尽如人意。

在 3.0 时代，医药物流企业在主要干线城市建立一级仓储，同时把二级仓库下沉到三四线城市区域，多点布局。单个仓又被细分成多个小区域，一个区域仓覆盖本地的一大片供货，让客户体验到最快的配送效率。同时借助互联网技术的发展，仓与仓之间的数据实现互联互通，资源调度更加便捷，企业的配送成本也得以有效降低。

在 4.0 时代，医药物流企业"仓为己用"转为"仓为他用"，实现仓储共享。2016 年 2 月，国务院印发《关于第二批取消 152 项中央指定地方实施行政审批事项的决定》，其中包括取消从事第三方药品物流业务审批，鼓励拥有完整质量体系的大型医药商业流通企业向供应链各方开放其物流资源，提高医药物流效率。在此政策下，只要符合药品储运的要求，一些快递公司就有机会成为医药配送商，从根本上降低了医药物流配送门槛，推动了医药物流社会化进程。顺丰、京东、中国邮政等成为第三方医药物流，行业"百家争鸣"之势显现。

　　未来，医药物流仓储将进入 5.0 时代，即仓储前移，把药店变成仓，"不为所有但为所用"，区域 3 000 米范围内都有仓储，实现运输、销售、配送一体化，极大程度地降低经营成本，最大范围覆盖业务区域。同时，未来医药物流仓储将与电商、外卖平台等企业"强强联合"，产生更多的化学反应。

参考文献

［1］ 李平，蓝馨.疫情冲击下全球经济治理体系的重构［J］.商业经济，2021（3）：6-9+48.

［2］ Wei S J. Ten Keysto Beating Back Covid-19 and the Associated Economic Pandemic［M］.CEPR: Press，2020：3-4.

［3］ 沈国梁.2020全球疫情年："跨界战略"赋能大健康产业［J］.中国广告，2020（Z2）：21-23.

［4］ 庄玮，顾晓芬，等.基于需求侧的健康产业链整合发展模式探析［J］.中国卫生经济，2018（12）：74-76.

［5］ 张可云，肖金成，等.双循环新发展格局与区域经济发展［J］.区域经济评论，2021（1）：14-29.

［6］ 赵伟.5G助力医疗健康产业加速信息化［J］.城市开发，2020（17）：69.

［7］ 夏洪.区块链将如何改变医疗健康产业［J］.现代养生，2019（4）：4.

［8］ 林竹.AI+健康：后疫情时代中国城市的健康产业发展［J］.经济导刊，2021（1）：65-67.

［9］ 罗涛，陈敏，李敏杰.大数据在大健康产业中的应用探究［J］.大众标准化，2020（20）：166-167.

[10] 佟秋.科技抗疫助推医疗健康产业步入 AI 时代 [J].上海信息化，2020（8）：22-26.

[11] 王翠艳.生态农业经济的可持续发展策略研究 [J].农业开发与装备，2020（12）：12-13.

[12] 郑英，张璐，代涛.我国健康服务业发展现状研究 [J].中国卫生政策研究，2016（3）：6-10.

[13] 文婧.长寿时代健康产业的挑战与机遇 [J].家族企业，2020（10）：51-52.

[14] 陈厚琦.慢病康复是健康产业的核心领域 [J].养生大世界，2020（4）：38-39.

[15] 朱士俊.我国健康产业发展现状及对策分析 [J].医学教育管理，2016（1）：391-394.

[16] 谢蓉蓉.大健康背景下健康政策对于健康产业的影响分析 [J].智库时代，2020（9）：17-18.

[17] 王姣，杨文静，等.我国健康产业发展态势分析和宏观对策研究 [J].环境与健康杂志，2017，（12）：1057-1061.

[18] 刘军燕."一带一路"战略下我国医疗健康产业的国际合作问题及对策分析 [J].中国总会计师，2017（9）：39-41.

[19] 王广平.大健康产业交叉业态的政府治理路径研究 [J].中国食品药品监管，2020（4）：40-49.

[20] 朱敏，孙梦楠."保险＋健康管理服务"模式及发展路径研究 [J].企业管理，2020（11）：116-119.

[21] 汤子琼.我国大健康产业结构发展研究 [J].产业与科技论坛，2019（8）：11-12.

[22] 关雪凌."健康中国"背景下健康产业发展动力分析 [J].中国卫生经济，2019（7）：67-70.

[23] 王成."互联网＋"背景下健康医疗信息化发展思考 [J].经济师，2020（9）：247-248.

［24］ 宋恺，邢以群，张大亮.市场需求下健康产业分类探析［J］.中国卫生经济，2020（5）：64-68.

［25］ 王青云.2019年我国卫生健康事业发展统计公报［J］.中医药管理杂志，2020，28（11）：3.

［26］ 廖占力.浅析智慧医疗在提升基层医疗服务能力中的作用［J］.中国医疗保险，2020（8）：55-60.

［27］ 刘兰凯，陈子楠."新冠肺炎"疫情对第三方医检行业的影响及策略探析［J］.未来与发展，2020（5）：48-52.

［28］ 华强.AI+医疗：病理诊断细分市场有望率先落地［J］.现代养生，2019（12）：10-12.

［29］ 段紫欣.对我国健康管理与商业健康保险协同发展的思考［J］.商业经济，2020（12）：181-182.

［30］ 周娟.凯撒医疗管理模式及其对中国商业健康保险的借鉴意义［J］.人力资源管理，2015（8）：14.

［31］ 杨妍.科技赋能健康险行业创新升级［J］.科技与金融，2020（11）：74-79.

［32］ 朱敏，孙梦楠."保险＋健康管理服务"模式及发展路径研究［J］.企业管理，2020（11）：116-119.

［33］ 黄明安，万华军.我国健康产业发展现状与发展趋势研究［J］.当代经济，2020（9）：36-41.

［34］ 吴小光.智能可穿戴设备在家庭健康管理中的应用［J］.养生大世界，2020（8）：56-59.

［35］ 胡丽娟，程泓怡，等.探究基于健康医疗大数据下医疗服务价格管理的优化方式［J］.营销界，2019（51）：86-87.

［36］ 李璐.推动养老服务供给侧改革发展老年健康医疗服务产业［J］.宏观经济管理，2016（7）：49-51+56.

［37］ 孟琳.高值医用耗材带量采购的基本模式和影响分析［J］.中国医疗器械信息，2020（21）：156-158+183.

［38］ 马爽 . 盘点我国医用耗材行业的管理与发展［J］. 健康中国观察，
2020（7）：93-95.

［39］ 林苗苗，侠克 . 高值医用耗材改革"一石数鸟"［J］. 瞭望，2019
（34）：38-39.

［40］ 王宁 . 人工智能赋能，助力战"疫"科学化精准化［J］. 中国设备工
程，2020（4）：6-8.

［41］ 徐芳萍，黄慧媛，褚淑贞 . 我国体外诊断试剂产业发展现状、问题及
对策［J］. 中国医药工业杂志，2019（11）：1367-1373.

［42］ 余丽丽 . 我国仿制药产业的发展困境与对策探讨［J］. 现代商贸工业，
2020（25）：11-12.

［43］ 钱贵明，李翔 . 我国仿制药产业发展困境与政策建议［J］. 中国卫生
经济，2019（7）：11-14.

［44］ 沈睿 . "4+7"带量采购——医改的良性循环之路［J］. 中国储运，
2019（5）：54-55.

［45］ 杨庆，刘玲玲，周斌 . 我国创新药的发展现状及趋势［J］. 中国医药
工业杂志，2019（6）：676-680.

［46］ 陈凯先 . 生物医药创新前沿与我国生物医药的发展［J］. 世界科学，
2019，487（7）：36-38.

［47］ 武霞，柯朝静，邵蓉 . 创新药物风险投资策略现状研究［J］. 中国新
药杂志，2020（21）：2459-2464.

［48］ 朱自敏 . 我国医药物流行业现状及其发展对策研究［J］. 财富时代，
2020（3）：115.

［49］ 张光明，刘君晓 . 医药供应链创新模式及路径［J］. 物流科技，2020
（2）：135-138.

［50］ 屈林，艾中，兆振宇 . 转型升级 促国内市场升温［N］. 中国医药报，
2020-03-24.

［51］ 李孟 . 探索带量采购治理医耗价格虚高［N］. 中国商报，2019-08-08.

［52］ 中国政府网 . 中国健康事业的发展与人权进步［OL］.（2017-09-29）

〔2021-02-07〕.http://www.gov.cn/zhengce/2017/09/29/content_5228551.htm#1.

〔53〕 新华社，中国中医药报1版.中医药特色助力全民健康水平提升〔OL〕.（2019-07-16）〔2021-02-07〕.http://www.cntcm.com.cn/2019/07/16/content_63073.htm.

〔54〕 原创力文档.中国第三方病理诊断中心行业概览〔OL〕.（2020-08-19）〔2021-02-07〕.https://max.book118.com/html/2020/0819/8024111065002134.shtm.

〔55〕 前瞻产业研究院.2019年中国中药保健品行业市场分析：市场规模接近千亿 2020年市场将有4大变化〔OL〕.（2019-10-12）〔2021-02-06〕.https：//bg.qianzhan.com/report/detail/300/191012-e2ca0eaa.html.

〔56〕 国家统计局.第四次全国经济普查公报（第四号）〔OL〕.（2019-11-20）〔2021-02-07〕.http：//www.stats.gov.cn/tjsj/zxfb/201911/t20191119_1710337.html.

〔57〕 新浪财经.任泽平：2020中国城市人才吸引力报告〔OL〕.（2020-10-28）〔2021-02-07〕.https：//baijiahao.baidu.com/s?id=1681750331435281820&wfr=spider&for=pc.

〔58〕 新华网.我国心血管病患者已达2.9亿 在低龄化、低收入群体中快速增长〔OL〕.（2018-01-25）〔2021-02-07〕.http：//www.xinhuanet.com/2018-01/25/c_1122311026.htm.

〔59〕 前瞻产业研究院.2018年慢病管理行业发展现状与市场趋势分析 互联网＋慢病管理将兴起〔OL〕.（2019-01-04）〔2021-02-07〕.https：//www.qianzhan.com/analyst/detail/220/190104-f067d870.html.

〔60〕 前瞻产业研究院.2020年中国仿制药市场发展现状与趋势分析 集采方案下行业将洗牌〔OL〕.（2020-03-12）〔2021-02-07〕.https：//www.qianzhan.com/analyst/detail/220/200302-b65c2bdf.html.

〔61〕 前瞻产业研究院.2020年中国互联网医疗行业发展现状分析 "政策＋需求"双推动用户规模将近5亿人〔OL〕.（2020-09-28）〔2021-02-08〕.

https：//bg.qianzhan.com/trends/detail/506/200928-79cbada8.html.

［62］ 普华永道.2020 年中国 TMT 企业上市势头持续加强，融资额较上年接近翻倍［OL］.（2021-02-25）［2021-03-06］. https：//www.pwccn.com/zh/press-room/press-releases/pr-250221.html.

［63］ 腾讯网.吴晓波：健康产业将超越房地产，成为未来经济增长的第一引擎［OL］.（2020-11-23）［2021-02-09］. https：//new.qq.com/omn/20201123/20201123A0FU9V00.html.

［64］ 华金证券.海尔生物疫苗和海外业务驱动业绩高增长，物联网新型业务模式带来公司价值重估［OL］.（2019-12-03）［2021-02-24］. http：//pdf.dfcfw.com/pdf/H3_AP201912051371597432_1.pdf.

［65］ 新浪财经.京东集团–SW（09618）物流奠基，渠道下沉，技术引领千亿新征程［OL］.（2020-06-19）［2021-02-23］. https：//finance.sina.com.cn/stock/relnews/hk/2020-06-19/doc-iirczymk7910623.shtml.

［66］ 动脉网.2020 年 Q3 全球医疗健康产业资本报告［OL］.（2020-10-19）［2021-02-24］. https：//vcbeat.top/ZTMyODA1YzViMjUwNDc1N2VlNGVjYTVjN2QzNDQxMDA=.

［67］ 澎湃新闻.从隐秘到胜出，解码红杉医疗投资版图［OL］.（2020-07-27）［2021-02-24］. https：//www.thepaper.cn/newsDetail_forward_8457690.

［68］ 第一财经.医美行业乱象：从业者不专业，假产品泛滥［OL］.（2020-09-23）［2021-02-24］. https：//www.yicai.com/news/100782848.html.

［69］ 前瞻产业研究院.2020 年中国健康体检行业市场现状及发展前景分析未来　市场规模将超 2 800 亿元［OL］.（2020-04-15）［2021-02-25］. https：//bg.qianzhan.com/trends/detail/506/200415-da3195b6.html.

［70］ 头豹研究院.2019 年中国第三方病理诊断中心行业概览［OL］.［2021-02-25］. http：//qccdata.qichacha.com/ReportData/PDF/0a48302a9a78489504172beab2680ca5.pdf.

［71］ 前瞻产业研究院.可穿戴设备行业分析智能手表与智能手环占主流

〔OL〕.（2018-02-05）〔2021-02-25〕. https：//bg.qianzhan.com/report/detail/300/180205-f50f3e08.html.

〔72〕 第一财经.上半年医疗器械进口负增长，高端领域进口替代迎机遇〔OL〕.（2020-09-24）〔2021-02-27〕. https：//www.yicai.com/news/100784056.html.

〔73〕 头豹研究院.医疗行业体外诊断设备研究——试剂仪器一体化成为行业新趋势〔OL〕.〔2021-02-27〕. https：//pdf.dfcfw.com/pdf/H3_AP202011131428679191_1.pdf?1605265843000.pdf.

〔74〕 弗若斯特沙利文.DTP药房开启医药新零售时代〔OL〕.〔2021-03-02〕. http：//www.frostchina.com/?p=15194.

课 题 研 究 组

（按姓氏笔画排序，不分先后）

特别鸣谢： 王开平　　陈守龙　　曹秀堂

组　　　长： 王　瑞

副 组 长： 于建荣　　孙天昊　　张　冰

组　　　员： 丁　燕　　万　鹏　　马　成　　马青山　　马建军
　　　　　　王大卫　　王　乐　　王　伟　　王　华　　王　宇
　　　　　　王明希　　王　勃　　王　娟　　王　跃　　王福亮
　　　　　　王巍伟　　毛开云　　乔培培　　刘延岭　　刘兆年
　　　　　　刘春波　　江洪波　　孙中华　　孙昌杰　　孙　科
　　　　　　杨子贤　　李少春　　李丹丹　　李立宇　　李兴东
　　　　　　李　建　　李春雅　　李　荣　　李　航　　李　群
　　　　　　李　震　　冷云生　　宋占涛　　张丽雯　　张艳江
　　　　　　张　浩　　张　娴　　陈大明　　陈思言　　陈晓玉
　　　　　　陈森林　　林巍巍　　卓国金　　罗天宝　　罗勇坚
　　　　　　周春宝　　周　威　　郎　朗　　项友亮　　赵玲玲
　　　　　　赵昱东　　柳延志　　柳庆海　　贺彩红　　夏　鼎
　　　　　　徐　楠　　郭志强　　黄进兴　　黄　海　　黄　璜
　　　　　　曹　红　　蔡　强　　谭胜华　　戴尔钊